AF602172

RECHERCHES

THÉORIQUES ET EXPÉRIMENTALES

SUR

L'AÉRATION PERMANENTE

DES ÉCURIES

CONSIDÉRÉE

Au point de vue de la Conservation et du Perfectionnement du Cheval de troupe,

PAR M. J. OGER

Vétérinaire en 1er à la succursale de Mâcon.
Membre correspondant de la Société Impériale et Centrale de Médecine Vétérinaire.

EXTRAIT

DU JOURNAL DE MÉDECINE VÉTÉRINAIRE MILITAIRE.

(Nos 6 à 10. — Années 1862-63).

SAINT-GERMAIN

IMPRIMERIE ET LIBRAIRIE H. PICAULT

RUE DE PARIS, 27.

—

1863

ANNONCES.

EN VENTE :

Cours de Botanique élémentaire, comprenant la Phytotomie, l'Organographie, la Physiologie, la Géographie, la Pathologie et la Taxonomie des Plantes, par M. H.-J.-A. RODET, professeur à l'École impériale vétérinaire de Lyon. — 2e ÉDITION. 1 vol. grand in-8°, avec un grand nombre de figures intercalées dans le texte. — Prix : 7 fr. rendu *franco* dans toute la France.

Chez P. ASSELIN, libraire-éditeur, place de l'École de Médecine, à Paris, et chez tous les libraires de France et de l'étranger.

Nouvelle Flore française; descriptions succinctes et rangées par tableaux dichotomiques des *Plantes qui croissent spontanément en France* et de celles qu'on y cultive en grand, avec l'indication de leurs propriétés et de leurs usages en Médecine, en Hygiène vétérinaire, dans les Arts et dans l'Économie domestique, par MM. GILLET, ex-vétérinaire principal de l'armée, et J.-H. MAGNE, professeur de botanique et directeur à l'École d'Alfort.

Chez ASSELIN, libraire, place de l'École de Médecine, à Paris.

1 volume grand-18, format Charpentier, de 650 pages, avec de nombreuses figures intercalées dans le texte. Prix : 8 fr., *franco.*

Agenda formulaire du Vétérinaire praticien pour 1863, contenant : 1° Petit Dictionnaire de Pathologie, matière médicale et Posologie; 2° Considérations générales sur la préparation des médicaments; 3° Revue de matière médicale et pharmaceutique, rédigée par M. CLÉMENT, chef de service de chimie et de pharmacie à l'école d'Alfort; précédé d'un Calendrier à deux jours par page, sur lequel on peut inscrire ses visites et prendre des notes, et suivi d'un certain nombre de modèles, de rapports et certificats et de divers renseignements utiles.

Prix, franc de port dans toute la France et l'Algérie.

Cartonné à l'anglaise.	2 fr. »
Arrangé de façon à pouvoir être mis dans une trousse ou portefeuille.	2 fr. »
Relié en portefeuille, avec patte et crayon. . .	3 fr. 75
L'Agenda dans un beau portefeuille en chagrin. .	6 fr. »

NOTA. — Cet Agenda paraît en décembre de chaque année et sert pour l'année suivante.

RECHERCHES THÉORIQUES ET EXPÉRIMENTALES

SUR

L'AÉRATION PERMANENTE DES ÉCURIES.

Tg 21 14

Saint-Germain. — Imprimerie de H. PICAULT, rue de Paris, 27.

RECHERCHES

THÉORIQUES ET EXPÉRIMENTALES

SUR

L'AÉRATION PERMANENTE

DES ÉCURIES

CONSIDÉRÉE

**Au point de vue de la Conservation
et du Perfectionnement du Cheval de troupe,**

PAR M. J. OGER

Vétérinaire en 1er à la succursale de Mâcon.
Membre correspondant de la Société Impériale et Centrale
de Médecine Vétérinaire.

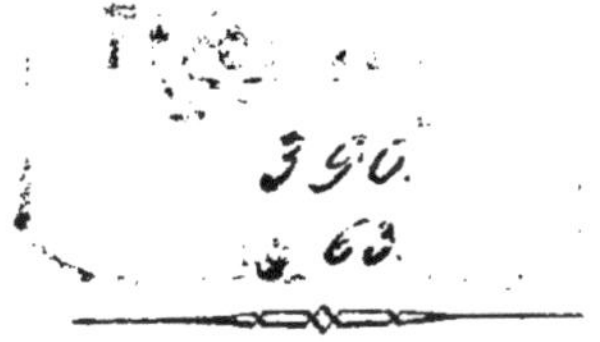

SAINT-GERMAIN

IMPRIMERIE ET LIBRAIRIE H. PICAULT,

RUE DE PARIS, 27.

1862

AVANT-PROPOS.

1° *Choix motivé du sujet.* — En nous livrant aux recherches théoriques et expérimentales dont les résultats sont exposés dans cet écrit, nous avons pensé ne pouvoir donner une plus utile direction à nos études.

En effet, l'aération des écuries constitue la partie la plus importante de l'hygiène du cheval, puisque, par la rénovation de l'air des habitations, elle a pour effet de fournir aux animaux l'élément indispensable à leur respiration, c'est-à-dire l'air vital, ce fluide tellement précieux pour l'existence des êtres organisés que les anciens l'appelaient l'aliment de la vie.

Tout le monde admet, avec plus ou moins de conviction, qu'il convient de donner à la respiration un air aussi abondant et aussi pur que possible; mais, pour des motifs qui seront indiqués dans le cours de ce travail, il arrive souvent que, même dans les régiments et dans les établissements de remonte où l'on croit aérer les écuries de la façon la plus large, le système de ventilation qu'on emploie, ne produit qu'un renouvellement incomplet de l'air de ces habitations.

Et la preuve que ce n'est point là une simple allégation de notre part, c'est que, dans son Recueil de 1857, la Commission d'hygiène hippique s'exprime de la manière suivante :

« L'examen des opinions qui ont été émises à ce sujet nous a prouvé que, sous le rapport de l'aération, les idées n'étaient pas aussi bien arrêtées que sous celui de l'alimentation; car il nous a été facile de voir que si quelques corps, reconnaissant que l'air abondant et pur est absolument nécessaire à la santé des chevaux, cherchent à en donner le plus possible aux animaux qui leur sont confiés, un grand nombre, dans l'intention d'éviter un froid dont ils redoutent les effets, semblent encore tenir beaucoup trop, dans certaines circonstances, à la fermeture plus ou moins hermétique des portes et des fenêtres des écuries. »

Or, si, d'une part, et comme l'a dit avec raison un célèbre physiologiste, la digestion de l'air « est plus importante que celle des aliments; » si, d'une autre part, et comme la Commission d'hygiène a eu occasion de le constater, un grand nombre de régiments ne donnent aux animaux qu'un air insuffisant et altéré; s'il en est ainsi, disons-nous, il semble nécessaire de mettre à l'étude la question de l'aération des écuries, afin de voir s'il ne serait pas possible d'adopter et de prescrire officiellement à cet égard, ainsi qu'on le fait pour d'autres points de l'hygiène, une mesure générale, sauf à laisser aux chefs de corps la faculté d'y apporter des modifications s'il y avait lieu. C'est dans cette pensée que nous avons pris la résolution de soumettre aux lecteurs de ce Journal les recherches théoriques et pratiques auxquelles nous nous sommes livré sur ce point important.

2° *Degré de nouveauté du travail.* — Cet écrit ne traite pas un sujet nouveau. Parmi les idées et les faits qu'il renferme, il s'en trouve qui ne sont pas neufs; mais il en est des objets concernant la science comme du reste : une chose connue peut être utilement reproduite, lorsque, en l'exposant de nouveau, on ajoute à des idées et à des observations anciennes des aperçus et des faits inédits; et ce sont, en grande partie, des faits de cette nature qui sont relatés dans cette monographie.

3° *But de l'envoi de ce travail à l'Administration de la guerre.* — L'importance des services que les vétérinaires peuvent rendre dans l'armée est depuis longtemps appréciée par le Gouvernement. Le décret du 14 janvier 1860 est une preuve que l'administration actuelle de la guerre porte à ces modestes fonctionnaires un intérêt qui ne reste pas stérile. Mais les appréciations les plus équitables, comme les améliorations les plus légitimes, doivent être incessamment justifiées par l'acquisition de nouveaux titres et de nouveaux droits de la part de ceux qu'elles concernent, de manière que l'on ne puisse jamais dire, sans injustice, que les récompenses qu'ils sollicitent ou obtiennent sont supérieures à leur mérite.

Selon nous, l'introduction de l'aération permanente des écuries dans l'hygiène vétérinaire de l'armée constituera un progrès sanctionné par la raison ainsi que par l'expérience, et qui fera honneur à ceux qui mettront l'administration supérieure à même de prescrire officiellement cette mesure pour tous les corps de troupes à cheval. Or puisque, comme cela sera démontré dans le cours de ce travail, les auteurs vétérinaires, et particulièrement les membres de la Commission d'hygiène hippique ont été les premiers à recommander explicitement l'adoption de cette innovation utile, nous croyons qu'il serait à la fois juste et honorable pour la profession que le mérite de l'initiative à cet égard revînt à qui de droit, c'est-à-dire aux représentants naturels de la médecine vétérinaire dans l'armée : tel est le but principal de l'envoi que nous faisons de cette monographie à l'Administration de la guerre.

4° *Nature des recherches. Mode d'exposition des résultats.* — Dans l'exécution de cette œuvre, peut-être un peu ingrate, nous avons fait tout ce qui était en notre pouvoir pour la rendre digne de la savante et judicieuse appréciation à laquelle elle doit être soumise : « *Si canimus silvas, silvæ sint consule dignæ,* » ainsi que le voulait Virgile.

Nous avons donc commencé par nous livrer à une sérieuse étude théorique et pratique de la question que nous voulions traiter. A cet effet, nous avons revu avec la plus grande attention ce que les auteurs spéciaux ont dit sur le sujet qui devait être l'objet de nos recherches; puis, et surtout, nous avons consulté le maître par excellence et les meilleurs juges : l'expérience et les faits.

Quant au mode d'exposition adopté pour la rédaction de ce travail, nous nous sommes particulièrement attaché à exprimer les idées et les faits avec méthode, exactitude, précision et clarté, de manière à faciliter autant que possible la lecture et l'examen de cet écrit.

Si les résultats de ces recherches sont en rapport avec les soins qu'elles ont coûtés à l'auteur, il a lieu d'espérer qu'elles pourront être de quelque utilité pour l'hygiène du cheval de troupe, et s'il n'a pas atteint ce but, il lui restera toujours la satisfaction de pouvoir dire avec le poëte : « J'aurai du moins l'honneur de l'avoir entrepris. »

RECHERCHES THÉORIQUES ET EXPÉRIMENTALES

SUR

L'AÉRATION PERMANENTE DES ÉCURIES.

CHAPITRE PREMIER.

Raisons théoriques et Faits pratiques antérieurs qui ont conduit l'auteur de ce travail à l'adoption d'un large système d'aération permanente des Ecuries.

ARTICLE PREMIER.

Opinion des auteurs vétérinaires sur la nécessité de l'Aération permanente des Écuries.

En lisant les ouvrages d'hygiène vétérinaire publiés à diverses époques par les professeurs de nos écoles, on voit que ces auteurs ont reconnu et conseillé, plus ou moins explicitement, l'emploi de l'aération permanente des écuries, comme une nécessité pour la conservation de toutes les espèces d'animaux domestiques.

Opinion du professeur Grognier. — Dans un « *Précis d'un Cours d'Hygiène vétérinaire* » que le professeur Grognier publia en 1833, on trouve, en effet, le passage suivant :

« La crainte du froid, qui sous notre ciel dépasse rarement dix degrés, est un préjugé funeste dans l'entretien du bétail. Ce que l'on doit redouter, c'est l'excès de la chaleur, qui peut s'élever jusqu'à trente degrés ; c'est surtout la transition brusque de la chaleur à la froidure. » (Page 23.)

Plus loin, le même auteur s'exprime comme on va le voir sur les dangers de l'air chaud et humide des habitations mal aérées dans lesquelles on tient les animaux renfermés pendant l'hiver :

« C'est principalement une brusque transition du chaud au froid qui a les inconvénients les plus graves, dans l'espèce du cheval surtout. Chez ce quadrupède, vif et sanguin, plus vigoureux que fort, le mouvement excentrique est considérable, et un léger exercice musculaire, une température peu élevée suffisent pour déterminer chez lui une abondante transpiration ; chez aucun autre animal cette fonction n'est plus facilement troublée. »

Et ce qui prouve que la transition brusque dont Grognier veut parler est bien celle qui résulte du passage de l'air chaud et humide de l'écurie à l'air froid de l'extérieur, c'est que, dans le second paragraphe qui suit celui que nous venons de transcrire, ce professeur ajoute :

« Des maladies de même genre (affections de l'appareil respiratoire et de l'appareil digestif), quoique en général beaucoup moins aiguës, attaquent les bêtes bovines qui, renfermées en grand nombre, au milieu de l'hiver, dans des étables fermées où l'air est à 28 degrés de chaleur, en sortent pour être soumises à une température atmosphérique de 10 à 12 degrés de froid. »

Opinion du professeur Magne. — La nécessité de renouveler incessamment l'air des lieux habités se trouve formellement indiquée dans le passage ci-dessous, extrait des « *Principes d'Agriculture et d'Hygiène vétérinaire,* » de M. Magne :

« La ventilation est le plus intéressant de tous les moyens de désinfection : l'emploi des autres est facultatif et déterminé seulement par des circonstances particulières qui ne se présentent que très-rarement, mais les besoins de l'aération sont de tous les instants ; car, de même que l'eau, l'air s'altère toutes les fois qu'il est stagnant, et celui des lieux habités ne fait pas exception. » (Page 690.)

M. Magne ne s'est pas borné à dire que les besoins de l'aération des écuries sont de tous les instants : il a démontré expérimentalement le fondement de son assertion. A cet effet, il a institué, de concert avec son collègue, M. Lassaigne, une série d'expériences très-concluantes, qui peuvent se résumer en partie dans les données suivantes :

1° Quantité d'air contenue dans les voies respiratoires d'un cheval de forte taille.		30 litres.
2° Quantité d'air introduite à chaque inspiration dans le réceptacle pneumatique du cheval. . . .		5
3° Quantité d'air respirée par un cheval.	pendant une minute. . .	80
	pendant une heure. . . .	4,800
	pendant vingt-quatre heures.	115,200
4° Quantité d'air nécessaire pour un cheval pendant vingt-quatre heures, dans une écurie hermétiquement fermée : 575 mètres cubes, soit.		575,000

Ce chiffre de 575 mètres cubes d'air, qui quintuple la quantité respirée par un cheval pendant vingt-quatre heures, devient nécessaire pour que la respiration puisse s'accomplir, durant ce laps de temps, dans un milieu où l'atmosphère, incessamment altérée, n'est pas renouvelée par la ventilation. Mais pour accorder à chaque animal une pareille masse d'air, il faudrait construire des habitations impossibles, c'est-à-dire environ douze fois plus spacieuses que les plus vastes écuries de nos établissements militaires (1).

Opinion de la Commission d'hygiène hippique. — La Commission d'hygiène hippique établie au Ministère de la Guerre, et qui est une autorité éminemment compétente dans la question étudiée ici, s'exprime de la

(1) *Opinion de M. Renault.* — M. Renault, inspecteur général des écoles vétérinaires, a prononcé dernièrement, à l'Académie de médecine, un très-remarquable discours, abondant en arguments et en faits attestant l'heureuse influence de l'aération permanente. Nous regrettons de n'avoir connu ce précieux document que trop tard, pour en donner, ici, un résumé en rapport avec la haute et légitime autorité de ce savant professeur. (*Voir* ce discours dans le *Recueil de Médecine vétérinaire*, cahier de juillet 1862.)

manière la plus explicite au sujet de la nécessité d'une constante rénovation de l'air des écuries.

Elle pose d'abord en principe que : « dans son opinion, la crainte d'une température peu élevée ne doit jamais être un obstacle à l'aération des écuries. Elle a été souvent, en effet, à même de voir que cette température était moins nuisible que la chaleur humide, et que des animaux, bien couverts du reste, dans des habitations où le thermomètre ne s'élevait guère à plus de 6 ou 7 degrés, se conservaient en parfaite santé, tandis que dans des écuries chaudes et bien closes, ils étaient souvent exposés aux maladies auxquelles les chevaux de troupe sont le plus sujets. »

Puis la Commission ajoute :

« On ne peut se figurer le mal que l'on fait quand, pour une cause ou pour une autre, on néglige l'aération des écuries, et le bien, au contraire, que l'on pourrait retirer d'un *renouvellement constant* de l'atmosphère, lorsque en même temps, *et ceci est à noter*, on a la précaution à la rentrée des promenades et des manœuvres de bien bouchonner les animaux, de continuer cette opération jusqu'à ce que ces derniers soient complètement secs, de les couvrir ensuite et d'éviter que des courants d'air s'établissent sur eux. » *(Recueil de Mémoires et d'Observations sur l'Hygiène et la Médecine vétérinaire;* vol. de 1857, p. 294.*)*

De l'examen des opinions émises par les auteurs et les praticiens les plus compétents en matière d'hygiène vétérinaire, et des expériences dont les résultats viennent d'être mentionnés, il ressort donc bien évidemment que de deux choses l'une : ou bien l'air des écuries doit être renouvelé partiellement et à certaines époques, ou bien la rénovation doit s'en opérer d'une façon incessante ; mais, dans l'un comme dans l'autre cas, il est indispensable que l'aération produise l'entière élimination de l'air altéré par la respiration et l'introduction d'une égale quantité d'air extérieur dans toute sa pureté.

Le premier de ces deux moyens d'aération est évidemment insuffisant et impraticable; car vu l'énorme quantité d'air respirée par le cheval, et eu égard aux dimensions réglementaires des écuries des établissements militaires, on serait obligé d'opérer à peu près à *chaque heure* le renouvellement de l'atmosphère de ces habitations. Or, on conçoit qu'une telle mesure serait d'une exécution à la fois ennuyeuse, incertaine et dangereuse : ennuyeuse, par le soin minutieux et de chaque heure qu'elle imposerait au service de semaine; incertaine, par les chances d'inexécution inséparables de ces sortes de prescriptions; dangereuse, par les effets funestes qui résulteraient pour les animaux du brusque changement de température auquel ceux-ci seraient exposés à l'époque du renouvellement périodique et subit de l'air des écuries.

Le second mode de ventilation conseillé par la Commission d'hygiène, c'est-à-dire l'aération permanente des écuries, possède toutes les qualités opposées aux défauts de l'aération temporaire; elle est d'une exécution simple et peu ennuyeuse pour le service de semaine, en raison du peu de soin qu'elle impose; elle est d'une exécution pour ainsi dire infaillible, à cause de son extrême simplicité; enfin, elle est exempte des dangers inhérents aux brusques transitions de température, parce qu'elle maintient l'atmosphère des écuries à un degré de chaleur on ne peut plus stable, ne variant en quelque sorte que pour rester en équilibre avec l'air extérieur, dont il suit incessamment les oscillations thermométriques.

ARTICLE II.

Détermination du degré de froid hygiéniquement supportable pour le cheval, selon l'âge, la constitution, la race, l'état de santé ou de maladie et les habitudes du sujet.

Première Section.

Courtes considérations préliminaires sur la Respiration et la Calorification.

Le cadre restreint de ce mémoire ne nous permet

pas d'entrer ici dans de longues considérations sur les actions vitales auxquelles on a donné les noms de respiration et de calorification. Cependant il nous a semblé que de courtes observations préliminaires sur deux points qui se rattachent si étroitement au sujet traité dans ce chapitre, pourraient devenir de quelque opportunité, de quelque utilité même, pour mieux faire apprécier les idées qui seront exposées dans le cours de ce travail.

A. — *Respiration.*

Et d'abord, quelle grande importance n'est-elle pas attachée au rôle que la nature attribue à l'air respirable comme conservateur et réparateur des forces vitales?

Les anciens, admettant que les poumons digéraient l'air, avaient appelé ce fluide *l'aliment de la vie* (*pabulum vitæ.* Hipp.)

Et à ce sujet, un célèbre physiologiste contemporain a dit :

« Cette digestion est plus importante que celle des aliments ; elle ne peut être interrompue quelques instants sans danger pour l'existence : aussi vivre et respirer sont synonymes dans le langage de tous les peuples.

» La partie respirable de l'air (l'oxygène), mêlée au sang artériel, coule avec lui dans toutes les parties du corps, pour y porter la chaleur et la vie ! » (Bérard.)

Les lois immuables de la physiologie comparée présentent, relativement à la respiration, à l'hématose. des principes généraux bien curieux, et on ne peut plus dignes de la méditation des hommes qui s'occupent de l'hygiène pratique. Ceux de ces principes qu'il importe particulièrement de considérer ici, au point de vue de la question examinée dans ce travail, peuvent se résumer de la manière suivante :

I. — L'étendue de la respiration, toutes choses égales

d'ailleurs, est en raison directe de la capacité du réceptacle pneumatique.

C'est ainsi que, dans l'échelle animale, les oiseaux sont les êtres qui respirent au *maximum*, parce que ces animaux sont pourvus de l'appareil respiratoire le plus complet et le plus développé; que non-seulement leurs poumons se prolongent dans l'abdomen par divers appendices membraneux, mais encore que leurs os eux-mêmes sont percés de cavités communiquant avec les poumons.

II. — L'activité de la respiration, ainsi que celle des autres fonctions, est en général proportionnée à la capacité du réceptacle pneumatique.

Voilà pourquoi les oiseaux, êtres chez lesquels la respiration est portée à l'apogée de son étendue, sont aussi ceux qui ont la respiration la plus rapide, en même temps que la digestion la plus active, la plus promptement accomplie, les sensations les plus vives et les mouvements les plus répétés.

III. — L'activité de la respiration a une corrélation intime avec l'activité des autres actions vitales.

C'est pour cela que l'activité imprimée à l'exercice de la locomotion et de la circulation se communique à la respiration; et réciproquement, c'est en vertu de la même loi que les autres fonctions s'activent, quand la respiration est accélérée.

IV. — L'influence que l'âge exerce sur l'activité des actions vitales en général, se manifeste aussi sur l'activité de la respiration.

V. — La quantité d'air respirable, d'oxygène, nécessaire à l'hématose dans chaque espèce, toutes choses égales d'ailleurs, est en raison directe de la capacité du réceptacle pneumatique et de l'étendue de la respiration.

Tel est le motif pour lequel l'oiseau et le cheval, dont l'appareil respiratoire est plus développé que celui des autres espèces, consomment et réclament une quantité d'oxygène plus grande que celle qui suffit à d'autres animaux.

VI. — La quantité d'air vital nécessaire aux individus de chaque espèce est encore proportionnée à l'activité naturelle ou acquise de la respiration.

C'est en vertu de ce principe que les individus qui se livrent à des exercices activant la respiration, soutirent à l'atmosphère une plus grande quantité d'oxygène que ceux qui restent dans l'inaction : ce qui démontre la nécessité d'accorder plus d'air respirable à ceux-là.

VII. — La quantité d'oxygène nécessaire à chaque individu est subordonnée à l'activité des autres actions vitales, puisque, comme il a déjà été dit, la respiration s'accélère sous l'influence de l'activité des autres fonctions, et que plus la respiration est active, plus elle brûle d'oxygène.

Aussi doit-on accorder à la respiration un volume d'air d'autant plus grand, que les fonctions en général s'exercent avec plus d'activité ; ainsi, les sujets jeunes, à système musculaire et à appareil circulatoire développés, ont besoin d'une plus grande quantité d'oxygène que ceux qui se trouvent dans des conditions opposées.

VIII. — L'activité de la respiration, de même que celle de la plupart des autres fonctions, occasionne à l'économie animale des déperditions qui sont exactement proportionnées à l'activité de ces fonctions elles-mêmes.

Voilà pourquoi la quantité et les qualités alibiles des aliments doivent toujours être en rapport avec l'exercice ou le travail auquel on soumet les individus d'une espèce quelconque ; et ce précepte est surtout applicable aux animaux travaillant aux allures vives.

IX. — Enfin, l'air renfermé des logements subit des modifications chimiques, des altérations d'autant plus promptes, d'autant plus profondes et d'autant plus nuisibles à la santé que les habitations sont moins spacieuses, qu'il y a une plus grande agglomération d'hommes ou d'animaux, et que le renouvellement de l'air s'y fait moins largement et moins fréquemment.

En effet, dans de semblables conditions, non-seulement la quantité d'oxygène enlevée à l'atmosphère et la quantité d'acide carbonique dégagée, sont en raison directe du nombre d'individus renfermés dans les locaux ; mais encore, et surtout, l'air est altéré par le mélange de toutes les matières animales qu'exhale le corps des animaux, telles que la transpiration pulmonaire, la transpiration cutanée, les urines, etc. Toutes ces émanations animales volatilisées se putréfient au sein de l'air, et, portées dans le poumon par la respiration, elles deviennent le germe des plus redoutables maladies, notamment des affections typhoïdes, gangréneuses, morveuses, etc. C'est d'après ces motifs qu'il faut que la ventilation ou aération des écuries soit toujours pratiquée d'autant plus amplement que ces habitations sont moins spacieuses et contiennent plus d'animaux, surtout quand ceux-ci sont malades.

Or, de tous les mammifères vivant à l'état de domesticité, le cheval est celui qui possède le réceptacle pneumatique de la plus grande capacité ; l'activité de sa respiration ne le cède qu'à celle de l'oiseau, et cette fonction chez le cheval acquiert encore un plus haut degré d'activité, soit par la répétition des mouvements et la vitesse naturelle des allures de ce solipède, soit par le genre de travail auquel il est habituellement soumis ; enfin les individus de l'espèce chevaline, particulièrement dans l'armée, vivent dans un état de stabulation d'une permanence presque absolue, et dans des logements où il y a toujours plus ou moins agglomération : pour toutes ces causes, le cheval fait donc une plus grande consommation et a besoin d'une plus grande quantité d'air respirable que les autres animaux ; et conséquemment on doit, par une ample et permanente aération des écuries, lui accorder le plus largement possible le *pabulum vitæ*, c'est-à-dire l'oxygène, ce précieux aliment qui, selon l'expression de Bérard, porte la chaleur et la vie dans toutes les parties du corps.

B. — *Calorification.*

Définition. — D'après la définition qui en est donnée, la *calorification* est le dégagement de calorique qui s'opère dans l'économie animale.

Selon Chaussier, la *caloricité* est la faculté qu'ont les corps vivants de développer une certaine quantité de calorique qui les met en état de résister au froid atmosphérique, et de conserver dans tous les temps et dans toutes leurs parties une température à peu près égale.

Bichat avait-il raison de considérer la caloricité ou la calorification (car c'est tout un) comme une *fonction* subordonnée à toutes les autres, c'est-à-dire comme n'étant pas une propriété vitale particulière? ou bien Chaussier était-il dans le vrai en professant l'opinion contraire? et faut-il adopter le sentiment de Richerand et de Bérard, pour qui la chaleur animale est « une fonction dont tous les organes sont chargés? » C'est là une question de physiologie transcendante que nous n'entreprendrons pas de résoudre.

Causes.—S'il est permis à l'auteur de ce travail d'en juger par l'attrait qu'il a trouvé lui-même en étudiant avec soin les causes de la chaleur animale, il a tout lieu d'espérer que le lecteur ne reverra pas sans quelque intérêt que cette remarquable fonction s'est successivement expliquée de plusieurs façons plus ou moins ingénieuses, que voici résumées très-succinctement :

Premièrement. — Parmi les anciens, Hippocrate et Galien disaient que le cœur était le siége de la chaleur innée ; d'autres prétendaient que le sang s'échauffait en fermentant dans les cavités du cœur ; enfin, certains attribuaient la calorification au frottement des liquides contre les parois des vaisseaux.

Deuxièmement.—Lavoisier et les partisans de la théorie chimique de la respiration professent que la chaleur animale est produite par la combinaison de l'oxygène de l'air avec le carbone du sang, soit dans le poumon, soit dans les vaisseaux, soit dans le parenchyme des organes. — On sait que, d'après les expériences du professeur Despretz, confirmatives de la théorie de Lavoisier sur la source de la chaleur animale, la respiration en fournit près des 9/10es; que l'assimilation, le mouvement du sang, le frottement des différentes parties ou le système nerveux, peuvent produire le surplus.

Troisièmement. — Pour Richerand et pour Bérard, la principale cause de la calorification réside dans les transformations qui s'effectuent, au sein de l'organisme, de gaz en liquides et de liquides en solides; et ces transformations s'opèrent par la respiration, par la digestion et, dans certains cas, par l'absorption cutanée : c'est le calorique dégagé par le fait de ces transformations qui constitue la chaleur animale.

Comme on le voit, cette dernière interprétation ressemble assez à celle de Bichat, qui, sans s'occuper toutefois du mécanisme intime de la calorification, admet que le calorique est introduit dans le corps par la respiration, la digestion et l'absorption cutanée; que ce fluide impondérable et incoërcible se combine avec le sang, circule avec lui; qu'il se dégage dans le système capillaire par une espèce d'exhalation soumise à l'influence des forces vitales, et que la calorification est une fonction physiologique comme la sécrétion : il reconnaît toutefois que les nerfs ont sur la chaleur animale une influence particulière.

Considérée par rapport à l'aération des écuries, point de vue auquel tout ce chapitre doit aboutir, la calorification présente des principes généraux qu'il importe de ne pas méconnaître, et dont voici sommairement l'exposé :

I. — Il existe entre la calorification et la respiration un rapport tellement prononcé, que généralement la chaleur animale est en raison directe de l'étendue et de l'activité, naturelles ou acquises, de la respiration.

Ce principe a été nettement formulé par Bérard, quand cet éminent physiologiste a défini la chaleur animale : « un phénomène qui est dans une corrélation intime avec la respiration, et qui, s'il n'en est le résultat direct, en suit du moins tous les accidents, de telle sorte qu'il augmente ou diminue avec elle dans le même individu, dans les différents hommes et dans les différentes espèces animales. »

D'après cela, on voit que donner de l'air pur et activer la respiration, c'est alimenter et augmenter la source de la calorification.

II. — Le degré de la chaleur animale, toutes choses égales d'ailleurs, est proportionné à la capacité du réceptacle pneumatique.

L'exactitude de ce principe est ainsi démontrée par la physiologie de Richerand et de Bérard :

« Les substances gazeuses sont, comme on le sait, celles qui contiennent le plus de calorique combiné ou latent ; elles ne doivent leur état de fluide élastique qu'à l'accumulation de ce principe, et le perdent pour passer à l'état liquide quand on le leur enlève d'une façon quelconque : c'est pour cela que la chaleur des corps vivants est d'autant plus grande, qu'ils ont en eux les moyens d'imprégner les humeurs d'une plus grande quantité d'oxygène atmosphérique : c'est pour cette raison que les animaux pourvus de poumons cellulaires et d'un cœur à double ventricule ont le sang d'une température égale à celle de l'homme, et font, comme lui, partie de la grande classe des animaux à sang chaud. »

Or le cheval, doué qu'il est d'un vaste réceptacle pneumatique, doit posséder et possède effectivement un haut degré de caloricité.

D'après cela, on comprend encore que, au point de vue de la calorification, il est avantageux de donner beaucoup d'air respirable aux animaux que l'on ne veut pas soustraire à l'action du froid atmosphérique, car l'oxygène est l'excitant naturel de la respiration, et l'on sait que c'est un principe de physiologie comparée, que le développement et l'activité fonctionnelle des organes augmentent sous l'influence de l'exercice provoqué en eux par leur excitant particulier.

III. — Le degré de la chaleur animale est en rapport direct, non-seulement avec l'étendue du réceptacle pneumatique et de la respiration, mais encore avec la fréquence de cet acte fonctionnel, la promptitude, la multiplicité des mouvements et l'activité vitale animant les individus.

C'est à la réunion de ces conditions que, selon l'avis de Bérard, les oiseaux doivent une température de 8 à 10 degrés plus élevée que celle de l'homme, tandis que les mammifères hibernans (exemple, la marmotte), qui pendant une partie de l'année n'exécutent plus que de faibles et rares mouvements de respiration et tombent dans un engourdissement complet, présentent alors une très-grande diminution de leur chaleur animale.

De ce principe et de ces faits, on doit conclure qu'un excellent moyen de conserver, de développer la caloricité, c'est de ne pas laisser les animaux dans une inaction trop grande, ainsi que cela arrive parfois dans l'armée, particulièrement en hiver.

IV. — La calorification augmente en raison directe de la quantité d'oxygène absorbée pendant l'acte respiratoire.

Or, ainsi que Bérard l'a dit en parlant de la respiration : « La quantité d'oxygène absorbée est plus grande en hiver que dans toute autre saison. » Donc lorsque, en hiver, on emploie l'aération permanente des écuries assez largement pour fournir constamment aux animaux un air pur à respirer, on les met dans une condition favorable au développement de la chaleur animale, et de la sorte, on remédie avec avantage au refroidissement que le renouvellement continuel de l'air peut produire dans les logements.

V. — Dans certaines limites, la faculté de développer de la chaleur s'accroît dans l'économie animale avec l'abaissement de la température atmosphérique.

La démonstration de cette vérité résulte des expériences de M. Edwards, et elle se trouve corroborée par le portrait suivant, que, d'un pinceau fidèle, Bérard nous trace d'un individu éprouvant l'effet d'un froid modéré :

« Plus dispos, plus fort, plus agile, il marche, il s'agite; les exercices violents n'ont rien qui l'effraie; il lutte contre l'influence désavantageuse de l'agent débilitant; et pourvu que le froid ne soit pas excessif et que le corps jouisse d'une vigueur ordinaire, il se dégage en lui-même une suffisante quantité de calorique pour réparer la perte de celui qu'enlèvent l'air et les corps environnants. »

Toutes les personnes qui ont observé la manière dont les chevaux se comportent, lorsque, en hiver ou par une température peu élevée, on les sort des écuries, doivent reconnaître que ce qui vient d'être dit de l'influence du froid sur l'homme est entièrement applicable aux animaux de l'espèce chevaline.

VI. — Chez les animaux, dont le tégument externe est protégé dans toute son étendue par un système pileux plus ou moins abondant, la déperdition de la chaleur animale devient moindre en hiver qu'en été, non-seulement parce que la transpiration cutanée est moins abondante chez eux pendant la saison froide, mais encore, et surtout, parce que leur fourrure acquiert alors une bien plus grande épaisseur.

La nature a été tellement prévoyante à cet égard, que, même pendant la vie intra-utérine, le tégument externe du fœtus subit les modifications qui s'accomplissent dans le système pileux de sa mère sous l'influence de la saison froide, de telle sorte qu'au moment où, arrivé à terme, le poulain abandonne en hiver le séjour utérin, il apparaît revêtu d'une fourrure naturelle qui lui conserve assez efficacement sa chaleur animale pour qu'il puisse déjà résister, sans couverture aucune, à l'action du froid atmosphérique.

Pour s'assurer de l'efficacité avec laquelle le poil d'hiver protège le cheval contre l'action du froid atmosphérique, en même temps qu'il s'oppose à l'abaissement de la chaleur animale, il suffit (comme nous l'avons souvent fait pendant les journées et les nuits les plus froides de l'hiver), de toucher avec la main, et très-légèrement d'abord, l'extrémité libre des poils d'un cheval exposé à l'action d'un froid plus ou moins intense; puis, la température de l'extrémité libre des poils étant ainsi constatée, d'exercer sur eux, et toujours avec la même main, une pression suffisante pour les coucher sur la peau de l'animal; alors, au lieu de la sensation de froid que la main a éprouvée au premier contact, elle perçoit une chaleur cutanée plus ou moins grande, selon que l'exploration se fait sur telle ou telle partie du corps de l'animal, mais toujours cependant moins élevée que celle de la peau elle-même. — Ce phénomène s'explique, comme chacun le sait, parce que les poils sont mauvais conducteurs du calorique.

VII. — La compensation de la perte du calorique nécessaire à l'entretien de l'existence s'établit par un surcroît d'activité de la part des organes, par une augmentation de la somme des combinaisons qui produisent le dégagement du calorique.

Voilà pourquoi en hiver l'appétit augmente, la digestion devient plus active (*hieme verò ventres sunt calidiores.* Hipp.), le pouls est plus fort, plus fréquent, et l'énergie vitale, plus grande.

Il en est ainsi parce que, selon l'expression d'un physiologiste déjà cité, la chaleur animale se produit par le même mécanisme que la nutrition des organes, et que, pour en augmenter le développement, il faut que les sécrétions, la nutrition, toutes les forces vitales, en un mot, éprouvent un accroissement proportionné à la déperdition de calorique occasionnée au corps par le froid de l'atmosphère, d'où résulte la double nécessité de donner d'autant plus d'air respirable et d'aliments substantiels qu'il fait plus froid.

VIII. — La faculté de s'opposer à l'élévation anormale de la chaleur du corps s'accroît en raison directe de la température atmosphérique. L'évaporation cutanée et la transpiration pulmonaire sont les plus puissants moyens de cette réfrigération.

IX. — Enfin, l'habitude exerce une remarquable influence sur la faculté de résister au froid et à la chaleur.

Le fondement de ce principe est admis et démontré par les faits relatés ci-dessous, et empruntés à la physiologie de l'espèce humaine.

« Les cuisiniers manient sans crainte des charbons ardents; les ouvriers occupés dans les forges à la fonte du fer, impriment la trace de leurs pieds sur le métal brûlant et liquide, au moment où il se solidifie par le réfroidissement.

» En l'année **1811**, Lebreton, alors secrétaire de l'Institut, ayant établi une fabrique de vernis imperméable, trouva difficilement des ouvriers capables de supporter la température nécessaire pour cette fabrication : elle était environ de *cinquante* degrés Réaumur; enfin un homme, âgé de 40 ans, fort et robuste, parvint à s'y habituer. Mais la préparation de vernis ayant été suspendue au bout de quelques mois, l'ouvrier, contraint de sortir de l'espèce d'étuve où il travaillait, grelottait et tremblait de tous ses membres, quoique l'on fût au mois de juillet. Il fut confié aux soins de M. Moreau (de la Sarthe), qui, pensant que cet état tenait à la brusque interruption de l'habitude que le malade avait contractée, mit en usage avec succès les boissons sudorifiques aiguisées par l'ammoniaque liquide et autres stimulants diffusibles. Ce ne fut, néanmoins qu'au bout d'un temps assez long, et sans doute par l'effet d'une nouvelle habitude, que cet individu recouvra toutes ses forces, et le pouvoir d'endurer sans peine les variations atmosphériques. » (Richerand et Bérard. Page 84.)

Les animaux ne ressentent pas moins que l'homme l'influence que l'habitude exerce sur la faculté dont jouit le corps vivant de supporter, sans inconvénient pour la santé, une température atmosphérique tantôt très-basse et tantôt très-élevée : telle est l'opinion du professeur Grognier ; tel est aussi le sentiment du professeur Magne, qui s'exprime à cet égard de la manière suivante :

« L'habitude exerce aussi une grande influence sur la faculté qu'ont les animaux de résister aux températures extrêmes : nous comprenons par elle, mieux que par la conformation des organes, comment, sur les routes de la Russie, un cheval résiste à des froids de 25° à 30° Réaumur. »

« Les voyageurs ainsi que les postillons (dit Grognier) y sont enveloppés de peaux d'ours ; les chevaux n'ont d'autres vêtements que leurs harnais ; partout où l'on s'arrête, voyageurs et postillons se réchauffent dans les appartements autour desquels circulent des tuyaux de chaleur ; les chevaux sont laissés dehors ; ils passent la nuit au bivouac, sur la glace ou sous de simples hangars. »

En résumé, pour le cheval comme pour l'homme, augmenter l'activité de la respiration en lui accordant un air plus abondant et plus pur, c'est fournir l'aliment d'une plus grande calorification. Par le développement de son cœur à double ventricule et le volume de ses poumons cellulaires, le cheval est de tous les mammifères celui qui possède la plus puissante caloricité. Ce solipède est soumis à la loi commune en vertu de laquelle les organes prennent un plus grand développement, et les fonctions une activité nouvelle sous l'influence de leur excitant particulier ; il se produit en lui, comme chez les autres animaux, d'autant plus de chaleur qu'il respire une plus grande quantité d'oxygène ; il partage encore les bénéfices de cette autre loi en exécution de laquelle la puissance de la calorification s'accroît à mesure que la température atmosphérique s'abaisse. Parmi les pachydermes, il est doté par excellence d'un tégument externe protégé dans toute l'étendue de sa superficie par un système pileux très-développé, dont l'épaisseur augmente remarquablement pendant la saison froide; toutefois, cet animal n'est pas exempt de la nécessité de recevoir une alimentation dont les qualités alibiles soient en rapport avec l'activité imprimée à la respiration. Enfin, il est susceptible d'être amené, par le fait de l'habitude, à supporter, sans inconvénient pour sa santé, l'action d'un froid qui pourrait sembler excessif; de même que, sous l'influence d'une vie sédentaire dans des écuries rendues chaudes par une aération incomplète, il s'habitue insensiblement à la température de ces espèces de serres chaudes, mais en y altérant sa force, sa vigueur, sa santé, et en y contractant une excessive impressionnabilité à l'égard du froid extérieur. Tels sont les principes physiologiques et les faits d'observations desquels il résulte que, indépendamment des avantages que l'aération permanente des écuries offre pour le régulier accomplissement de la respiration et de l'hématose, ce mode de ventilation place encore les animaux (et le cheval autant que tout autre), dans des conditions favorables au développement et à la conservation de la caloricité.

Le savant professeur actuellement chargé du cours d'hygiène à l'école d'Alfort, a donc raison, et ses conseils sont bons à suivre, quand il combat l'erreur consistant à considérer l'aération des écuries comme nuisible en hiver, à cause du froid qu'elle occasionne dans l'air de ces logements; et que, à ce propos, il dit :

« Dans tous les cas, ce n'est pas en fermant les ouvertures qu'on doit chercher à réchauffer les étables; car l'air ne peut être échauffé par la respiration, la transpiration cutanée et la fermentation du fumier, sans être en même temps altéré. Or, l'air chaud impur est plus nuisible qu'utile à la santé des animaux. »

Deuxième Section.

Manière de vivre des autres animaux à l'état de nature; éducation du cheval lui-même chez beaucoup d'éleveurs français, comparativement à la façon dont cet animal est traité dans l'armée, sous le rapport de l'aération des écuries.

Quand on considère les diverses espèces du règne animal, eu égard à la manière dont elles vivent et se comportent pendant les différentes phases de l'année, on est frappé des admirables combinaisons employées par la nature afin de procurer aux êtres organisés les moyens les plus efficaces de supporter, sans inconvénient pour leur existence, les changements de température atmosphérique qui s'opèrent infailliblement, chaque année, au renouvellement des saisons.

Sans parler des êtres qui, n'étant appelés qu'à une existence éphémère ou annuelle, n'ont point à redouter les rigueurs d'une température atmosphérique inhérente à une époque, à une saison qu'ils ne traversent jamais; sans nous occuper non plus de ceux dont l'instinct de conservation est développé au point de les rendre susceptibles de fuir, par une émigration périodique et exécutée en temps opportun, les climats à mesure qu'ils deviennent trop froids pour eux, passons immédiatement aux individus occupant les degrés les plus élevés de l'échelle animale.

Pour se défendre contre le froid de l'hiver, l'homme n'a pas d'autre moyen naturel que celui, commun à toutes les espèces, d'augmenter l'activité de sa calorification, soit par la locomotion, soit par la digestion, soit par toute autre excitation physiologique des actions vitales : aussi la nature a-t-elle largement dédommagé l'espèce humaine à cet égard, en la dotant d'une intelligence et d'une adresse qui lui permettent de se confectionner des abris et des vêtements, à l'aide desquels il lui devient possible de conserver en toute saison un degré suffisant de caloricité.

Par le fait d'un privilége insigne, quelques animaux

ont reçu de la nature la faculté de construire eux-mêmes, pour s'abriter contre l'inclémence de l'air, des habitations faites parfois avec un art surprenant.

Le plus grand soin, la plus habile précaution que le cheval, comme la presque totalité des autres mammifères, puisse prendre en vue de se soustraire à l'action du froid atmosphérique, et surtout des météores aqueux, c'est de se réfugier sous la protection de l'abri qu'il rencontre tout fait, soit par la nature, soit par la main de l'homme. Cependant, sous ce rapport, la nature n'a été ni moins prévoyante, ni moins libérale à l'égard du cheval qu'envers les autres espèces ; car, selon l'expression adressée au paon de la fable : « Tout animal n'a pas toutes propriétés, » et, en compensation du talent architectural qui manque à ce solipède, elle lui a fait don du vêtement cutané dont il a déjà été fait mention, et auquel elle ajoute une puissante fourrure, quand le froid de l'hiver en nécessite l'emploi.

C'est grâce à la protection d'un pareil tégument que les animaux à l'état sauvage peuvent résister aux froids les plus rigoureux : c'est à lui que les lions, les tigres, les ours, les loups, les renards, etc., doivent de pouvoir vivre, en toutes saisons, au milieu des bois.

Les chiens domestiques employés à la garde des maisons de ville ou à celle des fermes ne passent-ils pas dehors toutes les nuits de l'hiver, dans une niche entièrement ouverte d'un côté? Les chats à l'état de domesticité, rendus plus frileux par la faculté qu'on leur accorde parfois d'entrer dans les appartements et de s'approcher du feu, ont-ils le plus souvent, pendant les nuits les plus froides, d'autre séjour que les toits ou les greniers? Et l'on sait s'ils paraissent y perdre de leur force, de leur vigueur et de leur activité !

Une des circonstances qui contribuent le plus puissamment à donner au cheval arabe la vigueur remarquable et l'incontestable supériorité de fonds qu'il possède par rapport aux autres races équestres, c'est sans contredit l'excellente habitude où l'on est de l'élever en plein air. En France même, dans beaucoup de contrées, le cheval passe les premières années de sa vie sans avoir de logement, et cette éducation rustique, *sub jove frigido,* ne fait que le rendre plus fort, plus robuste, et plus apte à supporter les intempéries de l'atmosphère.

Dans notre pays, quand les chevaux achetés par l'Etat arrivent aux établissements de remonte ou aux régiments, ils sont immédiatement logés dans des écuries closes, où, en général, l'air ne se renouvelle qu'imparfaitement. Cette habitude doit être évidemment nuisible à la santé de ces animaux, et, sous ce rapport, il y a, croyons-nous, une réforme à accomplir et un progrès à réaliser dans l'hygiène du cheval de troupe.

Troisième Section.

Expériences et faits pratiques établissant le degré de froid hygiéniquement supportable pour le cheval, dans les diverses conditions physiologiques et pathologiques.

1° — Degré de froid supportable selon l'âge du sujet.

A toutes les périodes de la vie, depuis la naissance jusqu'à la vieillesse, le cheval possède la faculté de supporter, sans inconvénient pour son existence, l'action directe d'un froid qui est rigoureux, excessif même pour l'espèce humaine.

Les faits démontrant l'exactitude de cette assertion abondent tellement, qu'il serait à la fois trop long et inutile de faire ici l'énumération de tous ceux qui existent. Nous nous bornerons donc à la relation sommaire des trois observations suivantes :

Première observation. — Pendant la période de plus de vingt ans que nous avons passée, soit dans les régiments, soit dans la remonte générale, nous avons vu naître bon nombre de poulains dans les diverses saisons de l'année. Dans ces circonstances, nous avons eu occasion de faire une remarque qui semble avoir ici le mérite de l'à-propos : c'est que, quelle que soit l'époque de leur naissance, et quelque basse que soit la température de l'écurie, les nouveaux-nés restent constamment dépourvus de la couverture habituellement accordée à leur mère, ainsi qu'à tous les chevaux logés avec elle. Or, jamais il ne nous a semblé que les jeunes sujets eussent à souffrir d'être laissés dans ces conditions naturelles.

Deuxième observation. —Pendant tout l'hiver de 1858 à 1859, et d'après nos conseils, les chevaux de remonte du 7e lanciers ont été logés dans une vaste écurie, percée d'un grand nombre de portes et de fenêtres, et soumise à un large système d'aération permanente; l'année suivante, nous sommes parvenus à faire entrer ce même mode de ventilation dans l'hygiène de la succursale de remonte de Mâcon; dans ces deux circonstances, la situation sanitaire des chevaux a été des plus satisfaisantes.

Troisième observation. — Pendant l'hiver de 1859 à 1860, l'établissement de remonte de Mâcon a reçu un grand nombre de juments envoyées par divers corps, pour être livrées comme poulinières aux agriculteurs. Ces juments, au nombre d'une centaine environ, étaient généralement d'un âge avancé. Elles furent logées dans des écuries où le renouvellement continuel de l'air faisait parfois descendre le thermomètre jusqu'à 3 ou 4 degrés centigrades au-dessous de zéro. Aucun de ces animaux ne parut se trouver mal d'habiter de telles écuries; tous, au contraire, y prirent un embonpoint et une énergie qu'ils étaient loin de posséder lors de leur arrivée à l'établissement.

2° — Degré de froid supportable selon la constitution du sujet.

Incontestablement, il doit en être du cheval comme de l'homme, en ce qui concerne l'influence de la constitution des individus sur la faculté de supporter l'action du froid. Ainsi, les chevaux à large poitrine, à puissant système musculaire et à tempérament sanguin, seront naturellement doués d'une plus grande force de calorification que les sujets grêles, à poitrine étroite, à tempérament lymphatique, et ceux-ci supporteront moins bien que ceux-là une température excessivement basse.

Cependant, les chevaux mêmes qui paraissent être dans les conditions de constitution et de tempérament les plus défavorables au développement et à la conservation de la chaleur animale, n'éprouvent aucune influence fâcheuse de leur séjour dans des écuries où l'on fait usage du mode d'aération permanente indiqué précédemment; ils y acquièrent, au contraire, plus de force, plus d'énergie, et s'y maintiennent en meilleure santé. Cette appréciation est fondée, pour nous, sur une nombreuse série d'observations pratiques que l'étude à laquelle nous nous livrons particulièrement depuis quatre années nous a permis de recueillir, soit au régiment, soit à la remonte générale.

3° — Degré de froid supportable selon la race du sujet.

Toutes les races équestres ne doivent pas posséder au même degré la faculté de résister à l'action du froid atmosphérique. Il semble naturel et logique d'admettre que, en raison même de leur origine, les chevaux de provenance septentrionale doivent mieux supporter le froid extérieur que ceux des contrées méridionales; car, d'une part, le cheval du nord est habitué à la température plus ou moins basse de son climat; et, d'autre part, il est protégé par un poil plus long et plus gros.

Cependant, si on consulte l'histoire des faits, on est obligé de reconnaître qu'elle s'accorde peu avec les prévisions de la théorie qu'on vient de lire. En effet, de tous les chevaux composant la cavalerie anglo-française, ceux qui ont le mieux enduré la rigueur de la température excessivement basse qui s'est fait sentir pendant les hivers de la campagne de Crimée, ce sont d'abord les chevaux arabes ou barbes montés par nos chasseurs d'Afrique, et ensuite, ceux du midi de la France; tandis que les chevaux de la plupart des autres provenances françaises, et surtout ceux de la cavalerie anglaise, ont été décimés par les maladies.

Mais peut-être aussi la théorie exposée plus haut n'est-elle pas exacte, quand elle admet que le cheval du nord se trouve dans de meilleures conditions naturelles pour résister au froid. En effet, si chez les races méridionales le poil est moins long et moins épais, par contre, il est plus multiplié; et peut-être en est-il de la différence existant entre la fourrure pileuse du cheval du nord et celle du cheval du midi, comme il en est de la différence qui distingue un drap épais mais grossier, d'un drap fin et serré, relativement à leur efficacité, pour protéger le corps de l'homme contre le refroidissement de l'atmosphère.

Et puis, le cheval méridional, qui est reconnu pour avoir généralement plus de densité dans les tissus, un sang plus riche, et plus d'activité vitale que les races du nord, ne doit-il pas, pour toutes ces raisons, posséder aussi une puissance de calorification plus grande? C'est ce qu'il semble logique d'admettre.

Quoi qu'il en soit de ces considérations théoriques, sur lesquelles nous n'insistons pas davantage et que nous livrons à l'appréciation du lecteur, il existe un fait d'observation pratique qui mérite d'être signalé : c'est que, quel que soit le climat de la contrée où on les place, tous les chevaux des diverses provenances alimentant la remonte de la cavalerie possèdent la faculté de conserver leur chaleur animale à un degré suffisant pour supporter, sans inconvénient pour leur santé, l'action directe du froid qui règne l'hiver dans les écuries soumises à l'aération permanente.

Non-seulement cette assertion est fondée pour tout

le monde, sur les faits qui se sont produits pendant la campagne de Crimée, mais encore la démonstration en résulte, pour nous, d'une expérimentation qui, commencée il y a plusieurs années, continuée sans interruption jusqu'à ce jour, accomplie dans des climats opposés et sur des sujets de diverses races, a constamment donné les résultats les plus satisfaisants.

L'expérience dont il s'agit s'est d'abord faite pendant deux années (de **1857** à **1859**), au 7e lanciers, dont l'effectif en chevaux était constitué par des animaux appartenant aux diverses provenances françaises; elle a ensuite été continuée, depuis l'automne de 1859 jusqu'à ce jour, à l'établissement de remonte de Mâcon qui, indépendamment des chevaux achetés par lui dans les sept départements du sud-est formant sa circonscription, reçoit, de tous les dépôts et des écoles de dressage de France, des chevaux de toutes les origines possibles.

4° — Degré de froid supportable selon l'état de santé ou de maladie.

On se rappelle que, chez les diverses espèces, la faculté de supporter le refroidissement de l'atmosphère est en raison directe de leur puissance de calorification; on sait aussi que le degré de la chaleur animale est proportionné à l'activité de la respiration, de la digestion, de la circulation, à la multiplicité des mouvements et à l'activité vitale animant les individus.

Or, chez les individus atteints de maladies, le pouvoir de la caloricité tend à s'affaiblir pour deux causes : premièrement, parce que le repos plus ou moins absolu, la diète plus ou moins sévère, et les autres conditions hygiéniques dans lesquelles on place généralement les malades, par nécessité ou par habitude, apportent nécessairement une diminution dans l'activité des fonctions qui concourent le plus à la production de la chaleur animale; secondement, parce que l'état pathologique dans lequel se trouvent les organes préposés à l'accomplissement de ces fonctions, devient lui-même une source de trouble et d'oppression, d'autant plus préjudiciable à la faculté de développer et de conserver la chaleur animale, que l'appareil organique, siége de l'état morbide, est dans une connexion fonctionnelle plus intime avec la calorification.

Il semble donc logique d'admettre que, toutes choses égales d'ailleurs, les sujets malades ne possèdent pas au même degré que les individus en santé le pouvoir de produire et de conserver la quantité de calorique nécessaire à leur existence; et, pour ce motif, les animaux malades ont droit à certaines précautions, inutiles à l'égard de ceux qui se portent bien.

Toutefois, l'aération permanente des écuries est d'une application non-seulement possible, mais encore utile et nécessaire pour les chevaux malades. Il suffit, pour mettre ces animaux en état de supporter le froid le plus intense qui puisse régner dans un logement soumis à ce système de ventilation, de leur appliquer, sur le corps, une bonne couverture, simple ou double, selon l'état du sujet.

C'est ainsi que nous avons procédé au 7e de lanciers, à Saint-Mihiel (Meuse), pendant les froids les plus intenses des hivers de 1857 et 1858; c'est encore le même système que nous avons suivi à la succursale de remonte de Mâcon, pendant le rigoureux hiver de 1859 à 1860. Dans ces deux circonstances, les écuries-infirmeries contenaient des chevaux qui se trouvaient dans des conditions essentiellement diverses, non-seulement pour l'âge, la constitution, la provenance et les habitudes antérieures des sujets, mais aussi pour le siége, la période, le type et la nature des affections morbides dont ils étaient atteints. Sur aucun de ces animaux, l'action du froid résultant de l'aération permanente des écuries n'a produit d'accident appréciable; tandis que la pureté de l'air de ces logements a exercé manifestement la plus salutaire influence sur la marche et l'issue des maladies.

5° — Degré de froid supportable selon les conditions hygiéniques dont le sujet a contracté l'habitude.

Il a déjà été dit et démontré que le pouvoir dévolu aux êtres vivants de supporter les changements qui s'opèrent, en toutes saisons et chaque jour, dans la température atmosphérique, est une faculté sur la puissance de laquelle l'habitude exerce une influence sensible et non moins prononcée chez les individus de l'espèce chevaline que chez les autres animaux. Pour le cheval, l'habitude d'être soustrait, en partie, à l'action directe du froid de l'hiver, est déjà une cause d'affaiblissement de la force de résistance nécessaire à l'organisme pour lutter avantageusement contre la réfrigération.

A cette première cause d'amoindrissement de la faculté d'endurer le refroidissement de l'air, on doit ajouter, particulièrement pour l'espèce chevaline, d'autres circonstances qui agissent encore dans le même sens, en rendant les animaux plus impressionnables et plus accessibles à l'action du froid : telle est, d'abord, l'habitude de tenir les chevaux enveloppés d'épaisses couvertures, qui ont le double inconvénient d'affaiblir l'économie par la transpiration cutanée anormale qu'elles provoquent, et d'entraver le développement naturel du poil d'hiver; telle est aussi la coutume de faire de l'étrille un usage immodéré qui, enlevant avec la crasse une partie plus ou moins considérable des poils et de l'épiderme, facilite l'absorption des miasmes par le tégument externe, et augmente l'impressionnabilité de cet organe; telle est, enfin, la pratique, usitée trop souvent dans l'armée, de faire le pansage d'une certaine façon (avec la main mouillée, par exmple), soit dans le but d'empêcher le poil d'hiver de se développer, soit à l'effet d'en provoquer la chute avant l'époque assignée à cet acte physiologique par la prévoyante nature.

Cependant, malgré le manque d'habitude de recevoir l'impression directe du froid atmosphérique, et en dépit de ces pratiques rendant le tégument externe moins apte à protéger le cheval contre la réfrigération, cet animal conserve encore à un degré suffisant la faculté d'endurer les variations de l'atmosphère, pour qu'il n'y ait aucun danger à changer brusquement son habitude, en le soumettant sans transition à l'action directe de la température la plus basse que puisse produire, dans une écurie, le mode d'aération permanente précédemment indiqué.

A l'appui de cette assertion, il existe une foule de faits pratiques, dont il suffira de faire connaître les trois sommairement relatés ci-dessous, pour démontrer le fondement de notre manière de voir sur ce point.

Premier fait. — Au 7e lanciers, dès l'automne et le commencement de l'hiver de 1857, alors que l'aération permanente des écuries n'était pas encore introduite dans l'hygiène générale des chevaux du corps, tous les animaux qui devenaient malades se trouvaient immédiatement et brusquement soumis à ce nouveau système de ventilation, puisqu'il était déjà mis en usage pour les écuries-infirmeries laissées sous la direction du vétérinaire chef du service. Or, il n'est résulté aucun effet désavantageux de ce changement, ainsi opéré sans transition, dans l'hygiène habituelle des animaux.

Deuxième fait. — Dès leur arrivée au régiment, et quelles que fussent leurs habitudes, les chevaux de remonte étaient placés, soit dans les écuries des jeunes chevaux, soit dans les écuries-infirmeries, où l'aération permanente était très-largement employée. Ce brusque changement apporté dans le mode de ventilation des écuries occupées par ces animaux, n'a eu pour eux que d'excellents résultats, durant les expériences que nous en avons faites au 7e de lanciers (de l'automne de 1857 à l'automne de 1859).

Troisième fait. — Pendant l'hiver de 1859 à 1860, la succursale de Mâcon a reçu environ une centaine de juments, la plupart hors d'âge, et destinées à être vendues aux agriculteurs comme poulinières. Ces juments ont passé à la succursale la partie la plus rigoureuse de l'hiver; elles ont été immédiatement logées dans nos écuries, dont la température intérieure descendait quelquefois jusque au-dessous de zéro. La conséquence de ce changement subit apporté dans l'habitude généralement ancienne de ces animaux, n'a été autre qu'une remarquable amélioration de leur vigueur et de leur santé.

Quatrième Section.

Fixation approximative du degré de chaleur atmosphérique constituant pour le cheval les diverses *températures* de l'air.

1° — Division des températures atmosphériques pour tous les êtres en général.

D'après les données de la science, et notamment selon les bases exposées dans les *Principes d'Agriculture et d'Hygiène vétérinaire* du professeur Magne, de même qu'en conformité des distinctions admises par d'autres auteurs, relativement à la quantité de calorique existant dans l'air atmosphérique, ce milieu peut être divisé de la manière suivante :

A. L'*air chaud excessif*, qui dépasse 0 + 20° centigrades ;

B. L'*air modérément chaud*, dont la température est de 0 + 12 à 0 + 20°;

C. L'*air tiède*, ou *entre chaud et froid*, ayant une température de 0 + 7 à 0 + 11°;

D. L'*air modérément froid* ou *frais*, d'une température variant de 0 — 8 à 0 + 6°.

E. L'*air froid excessif*, dont la température est de 0 — 9 à 0 — 17, ou 0 — 18°, et peut même devenir plus basse.

Pour faciliter davantage la comparaison des divers états thermométriques constituant les différentes températures de l'air, nous avons établi le tableau synoptique reproduit ci-dessous :

Tableau synoptique des diverses températures de l'air atmosphérique.

INDICATION Des états thermométriques de l'atmosphère.	DEGRÉS De calorique.
A. — Chaleur excessive. . . .	0 + 21° à 0 + 30° et au-dessus.
B. — Chaleur modérée ou tempérée.	0 + 12° à 0 + 20°.
C. — Température tiède (entre chaud et froid).	0 + 7° à 0 + 11°.
D. — Froid modéré ou frais. .	0 + 8° à 0 + 6°.
E. — Froid excessif.	0 + 9° à 0 + 25° et au-dessous.

2° — Division des températures atmosphériques pour le cheval en particulier.

On doit d'abord remarquer que la division établie ci-dessus des diverses températures atmosphériques est arbitraire, ou, tout au moins, que, bien que reproduite en partie dans des ouvrages d'hygiène vétérinaire, elle a été fondée sur les sensations éprouvées par les individus de l'espèce humaine, à l'occasion de l'action directe exercée sur eux par les différents états thermométriques de l'atmosphère. Il faut aussi considérer, non-seulement que le pouvoir de résister au froid varie, chez les individus de même espèce, selon les conditions physiologiques et pathologiques où ils se trouvent; mais encore, que cette faculté est subordonnée aux espèces dont les êtres vivants font partie, et qu'elle est, chez eux, en raison directe de leur puissance de développement et de conservation de la chaleur animale.

Or, les considérations théoriques et les faits pratiques exposés dans le cours de cette monographie, ont démontré qu'à la très-grande puissance de calorification que le cheval possède, cet animal joint encore un avantage dont l'homme est privé, c'est-à-dire un tégument externe garni, dans toute son étendue, d'un système pileux dont l'épaisseur augmente pendant la saison froide, de manière à constituer, pour ce solipède, une excellente fourrure naturelle qui le protège avec une grande efficacité contre le refroidissement de l'atmosphère.

Donc la division des températures atmosphériques qui a été établie pour la généralité des êtres, est, *à fortiori*, parfaitement applicable aux individus de l'espèce chevaline.

Du reste, la démonstration de cette vérité se fait de la manière la plus évidente par la théorie et par la pratique, ainsi qu'on va le voir ci-après :

A. — *Chaleur excessive.* — Cette température est cotée à 0 + 21° et au-dessus. Ce degré de chaleur est bien véritablement excessif pour le cheval : cela est trop prouvé par les nombreux cas d'apoplexies pulmonaires et cérébrales observés chaque été sur cet animal, pour qu'il soit nécessaire d'insister davantage sur cet état thermométrique de l'air.

B. — *Chaleur modérée.* — En adoptant pour cette température une chaleur variant de 0 + 12 à 0 + 20°, on lui accorde une dose de calorique certainement plus que suffisante en ce qui concerne le cheval ; car sous l'influence de cette chaleur *modérée* de 0 + 12 à 0 + 20°, l'animal sue très-abondamment au moindre exercice et même au repos à l'écurie.

C. — *Température tiède* ou *entre chaud et froid.* — Cette température, qui varie de 0 + 7 à 0 + 11°, se rapproche plutôt de la chaleur que du froid pour le cheval, puisqu'elle provoque chez cet animal une abondante transpiration cutanée au moindre exercice.

D. — *Froid modéré.* — Dans la fixation de cette température, entre 0 — 8 et 0 + 6°, la limite inférieure (0 — 8°) paraît assez basse, mais la limite supérieure (0 + 6°) nous semble trop élevée pour le cheval, attendu que dans des promenades où les chevaux sont conduits en main et vont à l'allure du pas, ils suent généralement lorsque la température atmosphérique est de 0 + 5°.

Du reste, notre remarque sur ce point est corroborée

par l'opinion du professeur Grognier, qui a écrit : « L'air commence à être froid *à deux degrés* réaumuriens au-dessus de zéro. »

E. — *Froid excessif.* — En faisant commencer le froid excessif à 0 — 9°, on ne descend pas trop dans l'échelle thermométrique; car jamais on ne voit le cheval présenter pendant cette température le frissonnement qui se manifeste à peu près constamment alors chez les individus de l'espèce humaine, quoiqu'ils soient recouverts des vêtements les plus épais et les plus chauds possibles. — Toutefois, il ne faut pas que le cheval soit dépourvu de sa fourrure naturelle : quand cet animal est tondu, il manifeste, lui aussi, par un frissonnement très-prononcé, l'impression qu'il éprouve à l'action directe de l'air froid.

Au surplus, l'appréciation que nous venons de formuler, concernant la fixation du degré de chaleur constituant pour le cheval les diverses températures de l'air, ne s'appuie pas seulement sur les résultats de notre expérience personnelle, elle se corrobore aussi par sa conformité avec l'opinion des principaux auteurs vétérinaires qui ont écrit des livres classiques sur l'hygiène.

Ainsi, dans son *Précis d'un Cours d'hygiène vétérinaire*, publié il y a vingt-sept ans, c'est à-dire en 1833, le professeur Grognier disait déjà :

« Une température de *six à huit* degrés de froid (et il parlait de degrés réaumuriens), est supportée facilement par la plupart des mammifères domestiques. La nature les a vêtus chaudement; elle épaissit leur robe pour l'hiver, surtout dans les climats froids. Aussi voit-on en Angleterre et dans des contrées plus septentrionales des chevaux, des vaches, des moutons vivant en plein air en toutes saisons, et jouissant d'une bonne santé. »

M. Magne s'exprime en ces termes :

« L'air est frais ou modérément froid à une température de 0 — 8° à 0 + 6°. »

A ces témoignages d'auteurs classiques des plus

recommandables dans l'enseignement vétérinaire, on peut ajouter une autre appréciation que MM. les officiers de cavalerie doivent nécessairement admettre comme faisant autorité pour eux : c'est celle qui se trouve ainsi formulée dans le *Cours d'Hippologie* rédigé par M. de Saint-Ange, écuyer-professeur, ouvrage officiellement adopté pour l'école de cavalerie et les corps de troupes à cheval :

« Quand l'air est modérément froid, que le thermomètre marque 6 ou 8 degrés au-dessous de zéro, les animaux sont gais, bien portants, disposés au travail, transpirant peu, urinant davantage, et ont bon appétit. » (Second volume, page 14.)

Or, si, d'une part, et d'après les auteurs vétérinaires les plus compétents dans l'espèce, le froid modéré pour le cheval est constitué par une température de 0 — 8° à 0 + 6° centigrades ; si, d'une autre part, et comme une expérimentation exécutée pendant plusieurs hivers des plus rigoureux nous a mis à même de le constater, la température la plus basse qui puisse régner dans une écurie habitée et soumise à la ventilation permanente ne descend que très-rarement au-dessous de zéro, sans jamais être inférieure à 0 — 2° ou 0 — 3° ; on reconnaîtra que la théorie, l'opinion des auteurs et la pratique, sont d'accord pour prouver combien sont chimériques les dangers que l'on oppose aux précieux avantages de ce mode d'aération.

ARTICLE III.

Faits pratiques antérieurs qui ont provoqué l'adoption de l'aération permanente au 7e lanciers.

Malgré la sollicitude constante dont l'hygiène des chevaux avait été l'objet de la part de MM. les chefs de corps qui s'étaient succédé dans le commandement du 7e lanciers pendant les douze années précédant celle de 1858 ; malgré le concours actif apporté par MM. les officiers, chacun en ce qui le concernait, pour cette partie du service; malgré les soins assidus des praticiens chargés du service vétérinaire; en dépit de tous ces efforts réunis, le régiment était toujours demeuré stationnaire, et flottait entre les corps les plus heureux et les corps les moins favorisés dans chaque classement annuel pour les pertes en chevaux.

Après de longues méditations sur ce point important, après plusieurs observations toutes de pratique, et qui seront indiquées ultérieurement, nous avons été conduit, dès l'année 1857, à penser que si les résultats que nous obtenions au régiment n'étaient pas plus complètement en rapport avec nos désirs et nos soins à l'égard des chevaux, l'une des causes principales de cet insuccès avait sa source dans l'insuffisance de l'aération de nos écuries, et nous acquîmes bientôt la preuve irréfragable du fondement de notre supposition à ce sujet.

Pour faire passer notre conviction dans l'esprit du lecteur quel qu'il soit, il suffira de faire connaitre l'observation clinique relatée ci-dessous:

Il est un fait remarquable qui s'est produit constamment pendant le séjour du 7e lanciers à Saint-Mihiel : c'est la fréquence et par dessus tout la gravité relativement beaucoup plus grande des maladies observées sur les chevaux logés dans les écuries du bâtiment A. Les affections développées chez les animaux qui habitaient ces écuries avaient plus particulièrement leur siége dans l'appareil respiratoire; elles possédaient une notable tendance à l'adynamie, au passage au type chronique, aux complications d'œdèmes des membres, de sécrétion morbide de la pituitaire et de tuméfaction des glandes de l'auge.

Dans cette circonstance, la relation de la cause à l'effet a paru très-saisissable, ainsi qu'on va le voir :

Les écuries du bâtiment A sont les moins salubres du quartier de Saint-Mihiel, non-seulement parce qu'elles sont exposées aux vents du nord et du nord-ouest, mais encore, et surtout, parce qu'elles n'ont pas une capacité suffisante pour fournir amplement la quantité d'air nécessaire au besoin de la respiration. L'observation pratique, l'analyse des faits ont permis de démontrer la vérité de cette dernière assertion qu'une expérience synthétique est venue confirmer ensuite.

Ainsi, il y a eu au régiment, pendant le printemps et l'été de 1857, deux chevaux atteints de pousse, et qui, en attendant leur réforme, étaient logés dans les écuries étroites dont il vient d'être parlé. Bien que ces animaux fussent complètement exempts de service, ne faisant que des promenades hygiéniques où ils étaient conduits à l'allure du pas et à la main, la pousse augmenta tellement d'intensité, l'accélération et l'irrégularité des mouvements respiratoires devinrent tellement prononcées que, de prime-abord, nous pensâmes que les prescriptions d'exemption de travail faites à l'égard de ces chevaux n'étaient pas ponctuellement suivies. Pour ce dernier motif et en même temps afin de nous mettre mieux à portée de suivre la marche de l'affection, les malades furent placés dans l'écurie de l'infirmerie. La certitude ultérieurement acquise de la stricte exécution de la prescription de repos, l'amendement de la maladie coïncidant d'une manière constante avec le passage des écuries du bâtiment A à celle de l'infirmerie, où l'aération était plus ample et permanente; enfin, l'aggravation des symptômes de la pousse, obtenue à volonté et plusieurs fois de suite, par le seul fait du retour des chevaux dans les écuries précitées; toutes ces circonstances ont prouvé de la manière la plus évidente que le manque d'air de ces habitations était la cause occasionnelle des paroxysmes successifs observés dans les symptômes de la pousse dont ces chevaux étaient affectés.

En présence des faits et des explications qui précèdent, on est donc autorisé à admettre que la fréquence et surtout la gravité plus grande des maladies développées chez les chevaux occupant les écuries du bâtiment A sont le résultat de l'exposition au nord-ouest, et principalement du défaut de capacité et de l'insuffisance d'aération de ces logements.

CHAPITRE II.

Motifs pour lesquels l'aération permanente des écuries, bien que conseillée plus ou moins explicitement par les vétérinaires, se trouve encore proscrite de l'hygiène de la plupart des régiments et des établissements de remonte.

ARTICLE PREMIER.

Interprétation dans un sens trop absolu des précautions conseillées par les auteurs vétérinaires contre les refroidissements des écuries et les courants d'air.

On a déjà vu que tous les auteurs vétérinaires regardent la chaleur humide des écuries closes comme incomparablement plus nuisible, pour la santé des chevaux, que le froid produit dans ces logements par une large ventilation pendant l'hiver. Mais en même temps, ces auteurs recommandent de soustraire les animaux à l'influence d'un froid excessif et des courants d'air, et, dans ce but, ils conseillent certaines précautions, interprétées dans un sens trop absolu par les personnes qui attribuent à l'usage de la ventilation permanente des écuries des dangers entièrement chimériques.

C'est ce qui va être démontré sommairement dans le cours de cet article.

Opinion du professeur Grognier. — En parlant de l'influence de l'air froid sur la santé des animaux, le professeur Grognier commence par admettre « qu'une température de six à huit degrés de froid est supportée facilement par la plupart des herbivores domestiques. »

Puis, cet auteur formule immédiatement une réserve pour certains cas, en disant que cette même température « est nuisible aux individus trop faibles pour réagir, » et en ajoutant : « aussi ne doit-on pas y exposer :

» 1° Les animaux de premier âge, surtout ceux de naissance, en général très-frileux ;

» 2° Ceux qui sont faibles, vieux, qui ont souffert de l'excès de fatigue et de la pénurie d'aliments;

» 3° Les malades, surtout si l'organe cutané est le siège de l'affection ou des crises;

» 4° J'ajoute les animaux des pays chauds, nouvellement importés, et ceux qui sont nés et qu'on a toujours entretenus dans des étables où la température est constamment élevée. » (*Précis d'un Cours d'hygiène*, page 23).

Evidemment, ce serait outrepasser les conseils de prudence donnés par Grognier que de ne pas faire usage d'un large système de ventilation des écuries, dans la crainte d'exposer les chevaux à l'action d'un froid trop intense; car si ce professeur recommande de soustraire certains animaux à une certaine température, nous devons remarquer, d'abord, qu'il n'est question que des animaux faibles, maladifs, habitués à la chaleur; puisqu'il s'agit d'une température de 0 — 6° à 0 — 8°, c'est-à-dire d'un degré de froid inférieur de six à huit degrés à celui de la température la plus basse que nous ayons constatée pendant les hivers les plus rigoureux dans les écuries soumises par nos soins à un large système d'aération permanente.

Du reste, la preuve que le professeur Grognier lui-même est entièrement de l'opinion que nous venons d'émettre sur le sens à attacher aux précautions conseillées par lui et qu'il craint qu'on ne leur donne une interprétation trop absolue, c'est qu'il les accompagne de l'annotation, déjà mentionnée, que voici :

« La crainte du froid, qui sous notre ciel dépasse rarement dix degrés, est un préjugé funeste dans l'entretien du bétail. Ce que l'on doit redouter, c'est l'excès de la chaleur qui peut s'élever jusqu'à trente degrés; c'est surtout la transition brusque de la chaleur à la froidure. »

Opinion du professeur Magne. — Adoptant les idées de Grognier, le professeur Magne, pour qui l'air est modérément froid ou frais jusqu'à 0 — 8° centigrades, commence par admettre que cet état de l'atmosphère produit sur la peau un effet tonique pour les animaux vigoureux; alors, dit cet auteur, « l'action tonique se communique aux viscères; les animaux mangent avec appétit, digèrent bien, prennent des chairs et deviennent forts, disposés à faire des courses et à gambader. » (*Principes d'Agr. et d'Hyg. vét.*, page **119**.)

Puis, toujours en conformité d'opinion avec son collègue, M. Magne conseille implicitement, et en ces termes, de ne pas soumettre indistinctement tous les animaux à l'action directe d'un froid rigoureux:

« Lorsque la température atmosphérique est de 0 — 8°, l'air exerce une influence plus marquée, mais de même nature que l'air modérément froid; les animaux ont besoin de plus de force pour y résister, et il rend malades ceux qui supporteraient, sans accident, l'action d'une température fraîche. »

En traitant le chapitre consacré aux moyens de désinfection, M. Magne s'exprime encore de la manière suivante:

« On considère généralement l'aérage des écuries comme nuisible en hiver, à cause du refroidissement qu'il occasionne; mais on peut le pratiquer de manière à garantir les animaux des courants d'air froid. »

Puis, dans le paragraphe suivant, l'auteur ajoute:

« La ventilation est facile à mettre en pratique; il suffit de disposer convenablement les ouvertures des habitations. Nous ajouterons ce que nous avons dit en parlant des étables, que ces bâtiments ne doivent jamais être hermétiquement fermés, mais que les ouvertures doivent être pratiquées de manière à ce que l'air froid ne soit pas dirigé directement sur le corps des animaux. »

Pour bien apprécier, à la valeur que leur accorde M. Magne lui-même, les précautions qu'il conseille de prendre dans la ventilation des écuries pour éviter les courants d'air froid, il suffit de remarquer que, d'après ce professeur, c'est assez que le courant d'air n'agisse pas « directement sur le corps des animaux », et que,

« dans tous les cas, ce n'est pas en fermant les ouvertures qu'on doit chercher à réchauffer les étables. »

On donne donc aux précautions conseillées par M. Magne une signification qu'elles n'ont pas dans l'esprit de cet auteur en les invoquant contre l'emploi d'une large ventilation des écuries en hiver, d'autant plus que, d'une part, ce professeur ne regarde pas le froid comme nuisible quand il agit sur des sujets vigoureux, mais seulement quand « les animaux sont trop faibles pour que la réaction puisse s'opérer, » et que, d'une autre part, il veut parler d'un froid de 0—8°. Or, même pendant les hivers les plus rigoureux, jamais le thermomètre n'est descendu à une température aussi basse dans les écuries où nous avons étudié les effets de la ventilation permanente.

Opinion de la Commission d'hygiène. — Le professeur Magne s'est déjà montré plus large que Grognier pour la ventilation des écuries ; la commission d'hygiène est encore plus favorable à l'ample application de cette mesure et moins inquiète des dangers illusoires qu'on lui impute.

Ainsi, la commission n'hésite pas à dire ceci :

« Il nous a été facile de voir que si quelques régiments, reconnaissant que l'air abondant et pur est absolument nécessaire à la santé des chevaux, cherchent à en donner le plus possible aux animaux qui leur sont confiés, un grand nombre, dans l'intention d'éviter un froid dont ils redoutent les effets, semblent encore tenir beaucoup trop, dans certaines circonstances, à la fermeture plus ou moins hermétique des portes et des fenêtres. » (*Recueil de Mém. et Obs. sur l'Hyg. et la Méd. Vét.*; 1857, page 293).

Quant au danger du refroidissement des écuries, la commission ajoute la déclaration que l'on connaît déjà, à savoir que, « dans son opinion, la crainte d'une température peu élevée ne doit jamais être un obstacle à l'aération des écuries. »

Et pour ce qui est des courants d'air, elle est d'avis que la crainte de les produire ne doit jamais faire interrompre l'usage de la ventilation des écuries, même à la rentrée des promenades et du travail. La commission est fondée à dire que même à ce moment, qui est cependant celui où les courants d'air sont le plus redoutés, ils ne présentent aucun danger, quand, toutefois, selon la recommandation déjà indiquée, « on a la précaution de bien bouchonner les animaux, de continuer l'opération jusqu'à ce que ces derniers soient secs, de les couvrir ensuite, et d'éviter que des courants d'air s'établissent sur eux. »

En présence de prescriptions aussi nettement formulées, ne pas adopter l'aération permanente des écuries, ce n'est donc pas seulement exagérer la portée des précautions conseillées par la commission d'hygiène, à l'endroit du refroidissement et des courants d'air pouvant résulter de la ventilation de ces logements, c'est agir d'une façon essentiellement contraire aux conseils de cette autorité scientifique.

Mais les auteurs vétérinaires ne sont pas lus par tout le monde dans l'armée : le *Cours d'hippologie* de M. de Saint-Ange est pour l'immense majorité des officiers de cavalerie le seul conseiller en matière d'hygiène. Or, en reproduisant sommairement, (comme cela devait nécessairement se faire), les principes puisés dans les auteurs vétérinaires, cet écuyer-professeur pose comme règle générale que l'air des écuries de nos quartiers actuels « devra se renouveler complétement chaque heure, » de manière à « donner aux animaux la quantité d'air nécessaire à leur respiration, sans les exposer au froid et à des courants d'air toujours nuisibles. » (Page 74.)

M. de Saint-Ange adopte donc l'opinion de MM. Grognier et Magne sur la nécessité d'une ample ventilation des écuries, et il a donné lui-même et d'avance la mesure du peu de danger qu'il semble attacher au froid résultant de la ventilation des écuries, lorsqu'il a écrit le passage ci-dessous et déjà mentionné :

« Quand l'air est modérément froid, que le thermomètre marque *six ou huit degrés au-dessous de zéro*, les animaux sont gais, bien portants, disposés au travail ; ils transpirent peu, urinent davantage et ont bon appétit. »

Ceux de MM. les chefs de corps ou d'établissements qui s'opposeraient à l'usage de l'aération permanente des écuries parce qu'ils craindraient le refroidissement de ces habitations, interpréteraient donc dans un sens trop absolu les précautions implicitement prescrites, à cet effet, dans un cours officiellement adopté et enseigné dans les corps de troupes à cheval.

ARTICLE II.

Difficultés inhérentes à l'adoption des innovations, en général, et notamment de celles qui concernent le cheval de troupe.

Chacun sait que les innovations inspirent généralement peu de confiance, et que, surtout, elles sont très-difficilement admises dans la pratique par les personnes appelées à en autoriser, à en prescrire ou à en faire l'application.

La raison principale de cette proscription faite *à priori* réside bien en partie dans l'opinion formée d'avance par une ancienne théorie, mais elle vient davantage encore de la répulsion que l'on éprouve, en général, pour toute mesure nouvelle qui, en apportant un changement radical à un système d'un usage traditionnel, implique, décèle visiblement une imperfection dans ce système que, jusque-là, on considérait et employait pourtant comme rationnel et utile.

Cet obstacle inhérent à l'admission des innovations en général est plus grand encore en ce qui concerne particulièrement les mesures relatives à l'hygiène hippique dans l'armée, à cause de la multiplicité des intermédiaires par lesquels les propositions se rattachant à cette partie du service sont réglementairement obligées de passer pour arriver au chef de corps ou d'établissement ; car plus sont nombreuses les personnes auxquelles l'adoption d'une mesure proposée coûte un sacrifice d'amour-propre, plus nombreuses aussi sont les chances de rejet de la proposition.

L'observation que nous venons d'exprimer, nous en rappelle une autre que voici :

Dans l'armée, comme partout, les sacrifices de soins ou d'amour-propre imposés par l'admission d'un changement de système se font d'autant plus facilement qu'on y est plus engagé par l'espoir d'une satisfaisante compensation, ou par la crainte d'assumer sur soi la responsabilité de résultats défavorables. Or, à ce double point de vue, pour quiconque sait comment les choses se passent dans les corps de troupes à cheval, il n'existe dans un régiment que deux hommes personnellement intéressés à l'amélioration de l'hygiène des chevaux : c'est le colonel, responsable envers le Ministre de la guerre, puis le vétérinaire, responsable vis-à-vis du chef du corps, et, jusqu'à un certain point, devant l'administration supérieure. Aussi les intermédiaires placés par le règlement entre ce dernier fonctionnaire et le chef de corps, sont-ils d'ordinaire autant d'obstacles concourant, le plus souvent à leur insu, à faire rejeter les projets d'amélioration relatifs à cette partie du service.

CHAPITRE III.

Voie suivie pour obtenir l'introduction de l'aération permanente des écuries dans l'hygiène du 7e Lanciers, puis dans celle de la succursale de Mâcon, et pour en assurer l'application effective.

L'application de l'aération permanente aux écuries habitées par les chevaux de troupe, n'est pas une innovation dans la rigoureuse acception du mot, puisque la Commission d'hygiène, dans son recueil de 1857, adopte ce mode de ventilation et le signale comme utilement mis en pratique par plusieurs vétérinaires de l'armée.

L'innovation à cet égard n'a donc eu véritablement lieu que pour l'hygiène particulière du 7e Lanciers et, ultérieurement, pour celle de la succursale de Mâcon.

Cependant, soit que le système de l'aération permanente des écuries inspirât de louables, mais chimériques appréhensions pour la santé des chevaux; soit que le manque d'influence morale résultant d'une position subalterne, rendît le vétérinaire impuissant à faire adopter sa proposition ; toujours est-il que ce ne fut qu'en **1858**, après avoir échoué en **1857**, que nous parvînmes à faire admettre cette mesure dans l'hygiène du régiment.

Le moyen de persuasion employé pour arriver à cette fin avait trop de valeur pour ne pas finir par lever toute espèce d'hésitation dans l'esprit d'un officier supérieur aussi judicieux que celui qui commandait alors le 7e Lanciers : à l'appui de sa proposition, non-seulement le vétérinaire fournissait sa conviction profonde, formée par des raisons physiologiques et par des faits observés dans la clinique même du régiment; mais encore, et surtout, il invoquait l'opinion éminemment favorable exprimée sur ce point dans le Recueil publié par la Commission d'hygiène hippique.

A cette occasion, l'auteur de cet écrit se fait un devoir de reconnaître que s'il est parvenu à faire adopter la mesure qui devait être si féconde en bons résultats, il l'a dû principalement :

1° A une convention particulière, par laquelle le colonel avait autorisé le chef du service vétérinaire à lui soumettre préalablement et directement toutes les propositions concernant l'hygiène des chevaux; après quoi, portées, purement pour la forme, sur le rapport journalier que le vétérinaire remettait au chef de corps, elles devenaient l'objet d'une décision ordonnant la mise en pratique de la mesure proposée;

2° A la précaution d'avoir invoqué à l'appui de la proposition dont il s'agit l'autorité scientifique la plus compétente dans l'espèce, c'est-à-dire celle de la Commission d'hygiène, à l'opinion de laquelle tout le monde, dans l'armée, est naturellement porté à se soumettre pour tout ce qui se rattache au service sanitaire des chevaux.

Une fois l'aération permanente officiellement adoptée et prescrite au 7ᵉ Lanciers, il restait encore une grande difficulté à vaincre : c'était d'en obtenir l'application effective. Les obstacles, on le comprend, étaient nombreux; aussi, pour en triompher, le vétérinaire dut user de tous les moyens qui étaient à sa disposition. D'abord, pour donner lui-même l'exemple, il a commencé par placer sans couverte et pendant les froids les plus rigoureux de l'hiver, dans des écuries soumises à un large système d'aération permanente, un excellent cheval sur le point de devenir sa propriété, et qui, jusque-là, avait été habitué, comme les autres chevaux du régiment, à être revêtu d'une couverte et à être logé dans les écuries où ce système d'aération n'était pas mis en pratique. Assumant sur lui toute la responsabilité des conséquences qu'on aurait pu attribuer à l'emploi de la nouvelle mesure, si, par hasard, la mortalité était devenue plus grande que d'ordinaire, il a soumis les écuries-infirmeries elles-mêmes à l'aération permanente; enfin, au risque non entièrement chimérique de s'aliéner plus ou moins la sympathie de quelques-unes des personnes ne pensant pas comme lui, il s'est imposé la mission surérogatoire de faire des visites diurnes et nocturnes, non-seulement à l'infirmerie, mais encore dans toutes les autres écuries du quartier, où il a eu plus d'une fois occasion de faire assurer à la mesure dont il s'agit une exécution qui, d'abord, lui manquait souvent.

C'est en procédant de la même façon que, plus tard, l'auteur de ce travail a réussi à faire introduire l'aération permanente des écuries à la succursale de remonte de Mâcon. Seulement, ici l'innovation avait deux circonstances particulières en faveur de son adoption : d'abord, dans la remonte générale les propositions relatives à l'hygiène des chevaux sont toujours directement transmises au chef d'établissement par le vétérinaire chargé du service; puis, celui qui proposait la mesure nouvelle, s'appuyait, en insistant, sur les résultats très-avantageux qu'elle venait de produire dans le régiment d'où il sortait.

CHAPITRE IV.

Exposé succinct des moyens de ventilation employés pour constituer l'aération permanente des écuries, au 7e de Lanciers et à la succursale de Mâcon.

Tout le monde est d'accord sur la nécessité de donner aux animaux un air aussi abondant et aussi pur que possible; mais la même entente est loin d'exister quand il s'agit des moyens de ventilation à mettre en usage pour obtenir ce résultat.

Les auteurs reconnaissent que, selon l'expression de la Commission d'hygiène, « on ne peut jamais donner à la respiration des aliments trop purs »; mais ils recommandent, avec raison, d'éviter les courants d'air froid sur le corps des animaux, et leur recommandation, à cet égard, est interprétée dans un sens tellement absolu, que dans l'immense majorité des régiments et des établissements de remonte où l'on croit aérer les écuries de la façon la plus large possible, les fenêtres ne sont jamais ouvertes que d'un côté pendant la présence des chevaux; de telle sorte qu'il n'y a jamais véritablement aération permanente de ces habitations, la rénovation complète de l'air s'y faisant tout au plus une fois en vingt-quatre heures, c'est-à-dire pendant la sortie des animaux.

Il était donc nécessaire de rechercher expérimentalement jusqu'à quel point et de quelle façon on peut ouvrir ou fermer les portes et les fenêtres des écuries, pour renouveler convenablement l'air de ces habitations, sans exposer les animaux aux courants d'air redoutés.

C'est pour chercher à éclairer cette importante question que, dans ce chapitre spécial, nous allons exposer succinctement, avec le plus de précision et d'exactitude qu'il nous sera possible, les moyens de ventilation mis en usage pour constituer le large système d'aération permanente, introduit successivement et avantageusement dans l'hygiène de chevaux du 7e Lanciers et dans celle de la succursale de Mâcon.

Afin de rendre ces détails plus faciles à saisir, nous avons fait dresser le plan de quelques-unes des écuries dans lesquelles les expériences ont été faites. (Voir les fig. 1, 2, 3 et 4.)

En examinant les figures 1 et 2, on voit que chacune des écuries qu'elles représentent est percée des ouvertures indiquées ci-après et disposées de la manière suivante :

1° Deux portes, dont une au nord et l'autre au sud, comme on le remarque dans la fig. 1;

2° Six fenêtres, dont trois au nord et trois au sud, ainsi que cela s'observe dans la fig. 2.

Voici maintenant de quelle manière les nombreux moyens de ventilation existant dans ces écuries ont été employés pour établir, dans ces logements, un large système d'aération permanente.

Les deux portes, ainsi que la fenêtre superposée à chacune d'elles, étant extrêmement rapprochées de la croupe des chevaux, sur lesquels ces ouvertures pouvaient établir un courant d'air direct, une de ces portes et ces deux fenêtres demeuraient habituellement condamnées; mais l'autre porte restait toujours ouverte, excepté pendant une heure après la rentrée des animaux et durant le semestre d'hiver. Quant aux deux fenêtres latérales du côté nord et aux deux correspondantes du côté sud, on les tenait fermées pendant l'heure suivant la rentrée des promenades et du travail; mais, hors cette circonstance, elles étaient constamment ouvertes, le jour, la nuit et en toutes saisons; en été, elles s'ouvraient le plus largement possible, c'est-à-dire en formant un angle de 90 degrés; en hiver, on leur donnait juste la moitié de cette ouverture.

Ainsi que le représentent les fig. 3 et 4 tracées ci-contre, les quatre écuries principales de la succursale

QUARTIER DE CAVALERIE DE SAINT-MIHIEL.

Fig 1. Écuries du Bâtiment A, vues sur un plan horizontal.

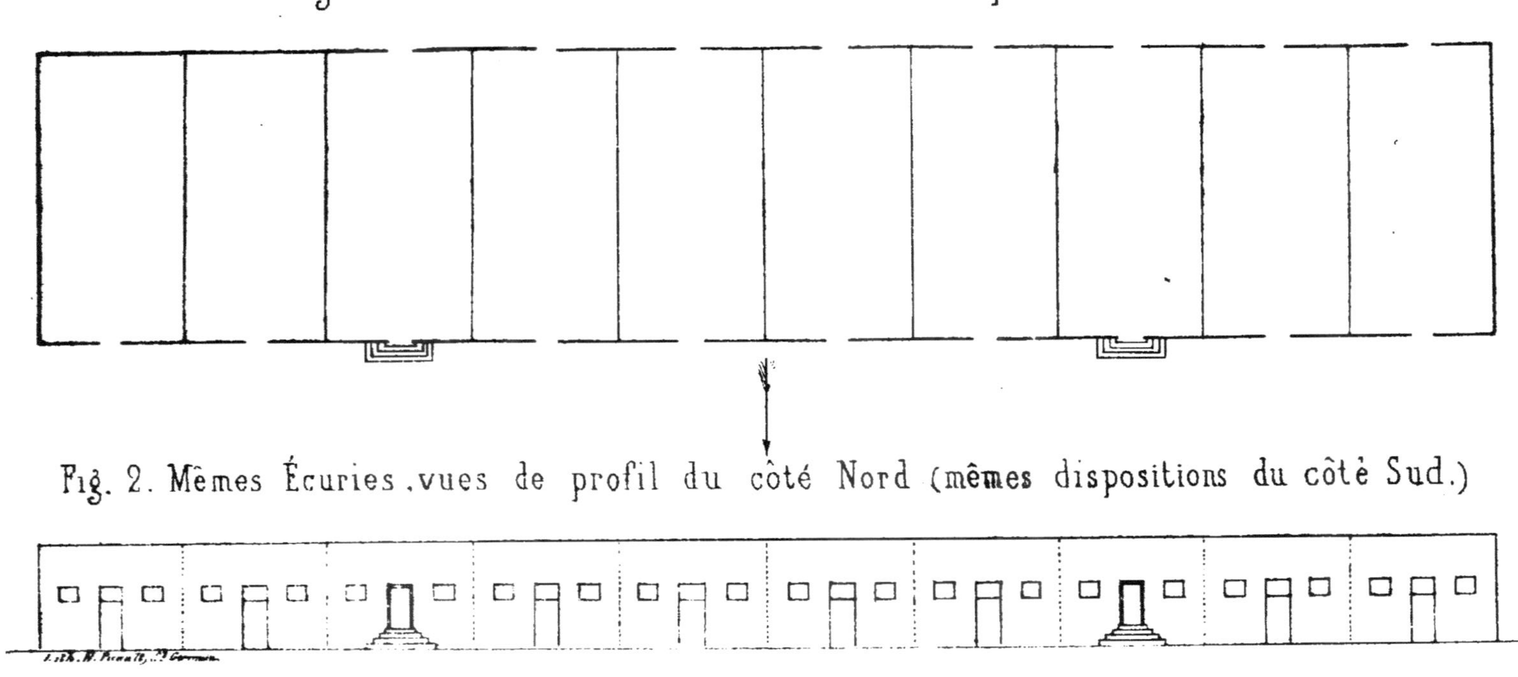

Fig. 2. Mêmes Écuries, vues de profil du côté Nord (mêmes dispositions du côté Sud.)

SUCCURSALE DE REMONTE DE MACON.

Fig. 3. Écuries principales de l'Etablissement, vues sur un Plan horizontal.

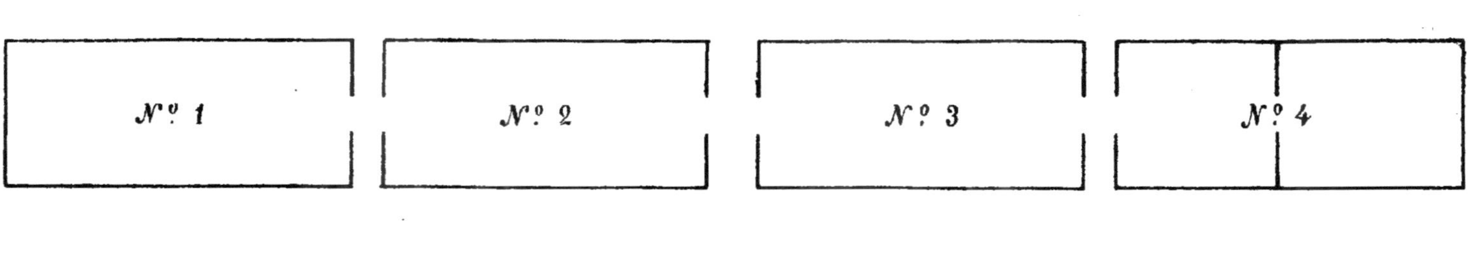

Fig. 4. Mêmes écuries vues de profil du coté Ouest (dispositions à peu prés semblables du côté Est)

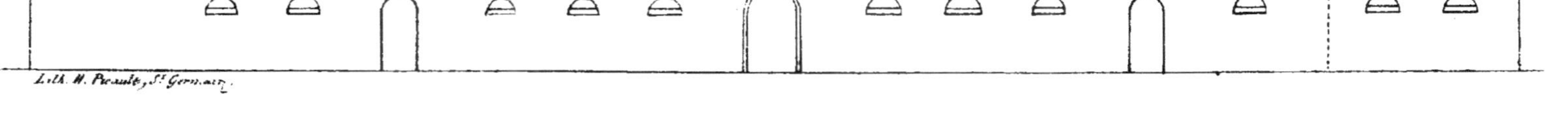

Lith. H. Picault, St Germain.

de Mâcon sont percées des ouvertures indiquées ci-après et disposées comme il suit :

1° *Portes*. — Les quatre écuries communiquent les unes avec les autres par des portes intérieures, larges de 2 mètres 50, hautes de 3 mètres 50, et donnant chacune sur un couloir, muni lui-même de deux portes extérieures encore plus larges et plus hautes que celles de l'intérieur.

Dans l'écurie n° 1, la porte du nord est remplacée par une fenêtre de 1 mètre 90 de hauteur, sur une largeur de 2 mètres 50 ; dans l'écurie n° 4, la porte du sud est doublement remplacée par une cheminée d'appel, et par six fenêtres, au lieu de trois, du côté de l'est.

2° *Fenêtres*. — L'écurie n° 1, indépendamment de la grande fenêtre du nord, en possède cinq, dont trois à l'est et deux à l'ouest ; l'écurie n° 2 en a six, dont trois du côté du levant et trois du côté du couchant ; l'écurie n° 3 en présente le même nombre et disposées de la même façon ; enfin, l'écurie n° 4 en offre neuf, dont six à l'est et trois à l'ouest, plus, au sud, la cheminée d'appel déjà indiquée.

Les fenêtres, du côté du levant, sont composées de deux châssis distincts et superposés, dont le supérieur, seul mobile, est à tabatière et s'ouvre sur l'arête inférieure ; les fenêtres du côté du couchant sont également formées de deux châssis superposés, dont le supérieur s'ouvre aussi sur l'arête inférieure, tandis que le châssis inférieur est à deux battants, s'ouvrant, l'un à droite et l'autre à gauche.

Maintenant, pour faire connaître de quelle manière les nombreuses ouvertures des écuries de la succursale ont été employées pour établir, dans ces habitations, un véritable et large système de ventilation permanente, nous allons transcrire, ci-dessous, les prescriptions d'une consigne rédigée par nos soins et mise en pratique à l'établissement.

SUCCURSALE DE MACON.

Consigne pour l'aération des écuries occupées par les chevaux en santé (1).

SEMESTRE D'ÉTÉ.

I. *Pendant la nuit.* — Les portes extérieures sont fermées, mais celles de l'intérieur restent entièrement ouvertes; les fenêtres de l'est et de l'ouest, ainsi que celles du nord de l'écurie n° 1, sont toutes ouvertes le plus amplement possible

II. *Au réveil.* — Fermer les croisées inférieures dans les écuries pourvues de croisées superposées; laisser les portes intérieures entièrement ouvertes, mais n'ouvrir celles de l'extérieur que pour les besoins du service.

III. *Au pansage du matin.* — Laisser les portes et les fenêtres dans l'état où on les a mises au réveil.

IV. *Après le pansage du matin.* — Augmenter l'aération des écuries, en ouvrant les fenêtres inférieures.

V. *Au pansage du soir.* — Conserver l'ample aération qui vient d'être indiquée.

VI. *A la botte du soir.* — Ne rien changer à l'état des ouvertures.

VII. *Pendant les promenades.* — Ouvrir entièrement toutes les portes et toutes les fenêtres. (Les chevaux montés sont seuls revêtus de leur couverte pendant les sorties.)

VIII. *Au retour des sorties.* — Sécher, en les bouchonnant suffisamment, les chevaux qui suent; bouchonner aussi ceux qui ne suent pas sensiblement; recouvrir ensuite ceux qui ont été couverts comme porteurs; fermer à moitié les portes intérieures, et veiller à ce que celles de l'extérieur soient complètement fermées; fermer les fenêtres inférieures, mais laisser les fenê-

(1) Les écuries-infirmeries ont été soumises en tous points à ce système d'aération.

tres supérieures ouvertes, du côté du levant comme du côté du couchant.

Une heure après la rentrée des animaux retirer les couvertes, et rétablir les portes et les fenêtres comme il est indiqué à l'art. IV « après le pansage du matin. »

IX. *Pendant un refroidissement subit de l'atmosphère.* — Les portes intérieures pourraient être à demi-fermées, au lieu d'être entièrement ouvertes ; on pourrait même fermer une fenêtre inférieure à l'une des extrémités de chaque écurie, ainsi qu'un des deux battants de la fenêtre du nord de l'écurie n° 1.

X. *Règle générale.* — La moindre ventilation qu'on puisse établir dans les écuries, même pendant les froids les plus rigoureux, doit toujours être obtenue par l'ouverture *permanente* des croisées supérieures de deux côtés opposés, c'est-à-dire, ici, du levant et du couchant.

Tel est le mode d'aération permanente suivi à la succursale de Mâcon pendant le semestre d'été. Celui qui a été mis en usage pendant le semestre d'hiver, est à très-peu de chose près le même : il se trouve résumé dans l'article IX et l'article X de la consigne établie ci-dessus, pour le semestre d'été.

CHAPITRE V.

Résultats satisfaisants obtenus au 7e régiment de Lanciers et à la succursale de Mâcon, pendant l'emploi de l'aération permanente des écuries.

ARTICLE Ier.

Constatation officielle de la situation sanitaire des chevaux du 7e Lanciers.

On vient de voir, dans le chapitre précédent, qu'un système d'aération permanente véritable et des plus larges a été introduit dans l'hygiène hippique du 7e Lanciers et dans celle de la succursale de Mâcon.

Nous allons faire connaître ici les résultats satisfaisants produits par l'emploi de cette mesure, c'est-à-dire la remarquable amélioration opérée dans la situation sanitaire des chevaux de ce corps et de cet établissement, à dater de l'adoption de ce système de ventilation des écuries.

Pendant toute l'année **1858**, l'aération permanente des écuries, telle qu'elle a été expliquée précédemment, a été mise en pratique au 7e Lanciers; et, dès cette première année de son application, cette mesure coïncide avec une amélioration extrêmement remarquable dans l'état sanitaire des chevaux du corps.

Cet heureux résultat est officiellement constaté dans l'ordre d'inspection générale, dont nous allons reproduire la partie concernant le service vétérinaire.

Extrait de l'ordre laissé au 7e Lanciers par le général inspecteur, en 1859.

« *Chevaux.* — Les chevaux sont dans un parfait état d'entretien et bien ferrés; les écuries sont tenues avec un soin tout particulier, toutes les recommandations hygiéniques sont scrupuleusement observées.

» Le 7e Lanciers a obtenu le n° 1 dans le classement des vingt régiments de cavalerie de ligne dans l'ordre inverse de leurs pertes en chevaux. Il est compris parmi ceux auxquels Son Exc. le Ministre de la Guerre exprime sa satisfaction pour les résultats obtenus.

» Le général inspecteur engage MM. les officiers à redoubler de zèle pour maintenir cette excellente situation, preuve la plus certaine d'une surveillance et de soins incessants.

» Stenay, le 15 août 1859.

» *Le général président du Comité, commandant la 3e division de cavalerie, inspecteur-général.*

» Signé : Grand. »

ARTICLE II.

De la part d'influence à attribuer, dans la production des résultats obtenus, soit à l'usage de l'aération permanente, soit à l'emploi d'autres moyens.

Sans doute que pour conserver les chevaux d'un régiment dans les meilleures conditions sanitaires, il faut, ainsi que le dit l'ordre d'inspection générale relaté ci-dessus, que MM. les officiers apportent, chacun en ce qui le concerne, le concours « d'une surveillance et de soins incessants; » mais on doit admettre aussi qu'il existe d'autres circonstances qui ont joué un rôle plus ou moins important dans la réalisation de l'heureux changement opéré, en 1858, dans la situation sanitaire des chevaux du 7e Lanciers.

En effet, de même que les causes générales des pertes en chevaux dans l'armée sont nombreuses et complexes, de même aussi la réunion de circonstances nombreuses et diverses est indispensable pour annihiler ou amoindrir les causes de maladies et de mort. Cette vérité est tellement connue de tout le monde qu'il serait superflu d'entrer ici dans plus de développements sur ce sujet.

Voici, du reste, un relevé statistique qui fournira d'utiles éléments à la solution de la question :

		Année 1857.	Année 1858.
Effectif annuel moyen des chevaux du corps.		562	509
Nombre de chevaux entrés à l'infirmerie. .		156	170
Chiffre des pertes	pour morve et farcin. .	6	1
	pour d'autres maladies.	5	4
Proportion des pertes sur 1,000 de l'effectif.		19 sur 1,000	9 sur 1,000

Des chiffres renfermés dans le tableau précédent, il résulte :

1° Que l'effectif annuel moyen des chevaux du régiment a été moins fort en 1858 qu'en 1857;

2° Que, cependant, le chiffre des chevaux devenus

malades et traités à l'infirmerie a été plus élevé en 1858 qu'en 1857 ;

3° Que, nonobstant cette élévation dans le chiffre des malades pendant 1858, le chiffre des pertes afférentes à cette même année est descendu à la faible proportion de 9 sur 1,000, soit une diminution de plus de moitié par rapport aux pertes de 1857, année qui était déjà la plus heureuse des dix années précédentes ;

4° Enfin que, conséquemment, la proportion des cas de guérison s'est élevée à son maximum pendant l'année 1858.

Or, comme c'est particulièrement, uniquement même en prévenant le développement des maladies, que la surveillance et les soins des officiers peuvent concourir à la conservation des chevaux, on voit qu'il y a lieu d'attribuer à d'autres circonstances une partie, au moins, des résultats obtenus en 1858 au 7e de Lanciers.

Il est des conditions influant plus ou moins sur le chiffre des pertes en chevaux et contre l'action desquelles la surveillance et les soins de tout le monde, dans un régiment, ne peuvent rien ou peu de chose : telles sont la nature des animaux, les qualités des fourrages, la constitution atmosphérique et médicale de la localité, etc. En mettant de côté cet ordre de causes, voici sommairement les principales circonstances auxquelles on pourrait, nous semble-t-il, rattacher en grande partie l'excellente situation sanitaire des chevaux du régiment pendant l'année 1858 :

1° La bonne direction imprimée, par le chef de corps, à toutes les parties de l'hygiène des chevaux en santé ;

2° Le concours apporté par les officiers de tous grades, chacun en ce qui le concerne, pour assurer l'exécution des règles adoptées et prescrites par le colonel ;

3° L'introduction dans l'hygiène hippique du régiment d'une mesure nouvelle pour lui, c'est-à-dire l'aération permanente des écuries ;

4° Enfin, l'application de méthodes curatives efficaces, combinées d'après les enseignements spéciaux offerts aux praticiens de l'armée dans le recueil publié par les soins de la Commission d'hygiène.

Il y a tout lieu de penser que ces deux dernières circonstances ont joué un rôle non moins important que celui qui leur est attribué dans la réalisation de l'amendement sanitaire dont il s'agit ; car, tandis que les circonstances mises au premier rang et au deuxième n'ont fait que continuer à être, en 1858, ce qu'elles étaient les années précédentes, les deux moyens inscrits à l'avant-dernier rang et au dernier, ont, eux, constitué une double modification aux mesures habituellement mises en usage au régiment pour conserver ou rétablir la santé des chevaux, et l'efficacité de cette modification semble s'être bien évidemment manifestée par le fait de sa coïncidence avec une aussi remarquable réduction dans le chiffre des pertes en chevaux.

Quant à ce qui concerne la succursale de Mâcon, où le chiffre de la mortalité avait toujours été supérieur à ce qu'il est devenu depuis l'introduction de l'aération permanente des écuries dans l'hygiène de cet établissement, nous croyons ne pas être dans l'erreur en attribuant encore cet heureux résultat aux circonstances qui viennent d'être indiquées comme ayant produit les mêmes effets au 7e Lanciers.

CHAPITRE VI.

Exposé sommaire des avantages de l'aération permanente des écuries, au point de vue de la conservation et du perfectionnement des animaux en général et du cheval de guerre en particulier.

L'utilité de l'aération permanente des écuries a déjà été démontrée dans le cours de ce travail ; elle est parfaitement connue et appréciée par la Commission d'hygiène. Cependant les bienfaits de cette mesure sont si grands; il est tellement à désirer qu'elle soit prescrite et mise en pratique dans tous les corps de troupes à cheval, que, dans l'intérêt de la réalisation de ce progrès, nous croyons devoir exposer sommairement, dans ce chapitre, l'heureuse influence qu'une telle amélioration est susceptible d'exercer sur la conservation et le perfectionnement du cheval de troupe.

Nous dirons donc que, considérée au point de vue de l'hygiène, la rénovation incessante de l'air des écuries présente des avantages pouvant se résumer de la manière suivante :

1° L'animal respirant un air pour ainsi dire aussi pur que celui de l'extérieur, l'hématose se fait de la façon la plus complète et la plus utile ;

2° La température des habitations n'étant pas trop élevée, la transpiration cutanée ne subit pas une excitation, une exagération d'activité débilitante pour l'économie animale ;

3° Par suite du peu de différence existant, sous le rapport thermométrique et barométrique, entre l'atmosphère extérieure et celle des écuries, les animaux ne sont plus exposés aux graves dangers résultant du passage de l'air chaud des habitations closes à l'air froid du dehors (1) ;

4° Mieux portants, plus robustes, habitués à ressentir, dans leurs habitations mêmes, les variations

---

(1) Il y a environ quinze ans, un vétérinaire militaire (M. Robert), auteur d'un mémoire auquel la Société centrale de médecine vétérinaire a accordé une médaille d'or avec renvoi du travail au Ministre de la Guerre, a obtenu du colonel du régiment où il servait de ne plus faire sortir les chevaux des écuries pour le pansage du matin, et l'adoption de cette mesure a été suivie, l'année même, d'une remarquable diminution dans les pertes en chevaux habituellement éprouvées par ce corps. Selon nous (comme selon M. Robert), cet heureux résultat s'explique par la soustraction des animaux à la funeste influence des brusques transitions de température auxquelles ils étaient autrefois exposés, quand on les sortait pour le pansage du matin pendant la saison froide. *(Note de l'auteur.)*

thermométriques et barométriques de l'atmosphère, les chevaux deviennent infiniment plus aptes à supporter les intempéries du ciel sous lequel ils sont appelés à bivouaquer, quand les nécessités de la guerre l'exigent ;

5° L'air des écuries soumises à la ventilation permanente se rapprochant beaucoup du grand air, les jeunes chevaux élevés en liberté dans les prairies se trouvent, à leur arrivée dans les établissements de remonte, dans des conditions moins éloignées de celles de leur mode d'élevage ; et, par la même raison, les animaux adultes qui ont contracté l'habitude de vivre dehors pendant la guerre, ne ressentent plus les funestes effets d'un brusque retour à l'habitation d'écuries insuffisamment aérées ;

6° Enfin, habitués à vivre dans des logements soumis à la ventilation permanente, les juments poulinières cédées aux agriculteurs par les régiments transmettent à leurs produits leur précieuse rusticité, et, notamment, la faculté de supporter sans danger pour leur existence les froids rigoureux, ainsi que les variations naturelles de la température atmosphérique.

CHAPITRE VII.

Résumé général et Conclusions.

I. — Les funestes effets exercés sur la santé des animaux par l'air chaud et impur des habitations imparfaitement aérées, dans lesquelles on les renferme habituellement, ont été reconnus et signalés par tous les auteurs vétérinaires qui, depuis la fondation des écoles, ont écrit sur l'hygiène des animaux domestiques. Ces auteurs ont conseillé, plus ou moins explicitement, l'usage de la ventilation permanente des écuries, comme moyen indispensable et efficace pour annihiler ou atténuer les fâcheux résultats de cette pernicieuse influence, et la Commission d'hygiène hippique donne explicitement son entière approbation à l'emploi de cette mesure.

II. — Par la capacité de son réceptable pneumatique, par l'activité de sa respiration, par l'état de stabulation et d'agglomération presque permanentes dans lequel il vit habituellement, surtout dans l'armée, le cheval a besoin de trouver dans les habitations qu'il occupe, un air aussi abondant et aussi pur que possible.

III. — Des principes physiologiques les mieux établis, et des faits pratiques recueillis avec le plus grand soin, il résulte que, indépendamment des avantages offerts par l'aération permanente des écuries pour l'accomplissement régulier de l'hématose, ce mode de ventilation place encore les animaux, et le cheval autant que tout autre, dans des conditions favorables au développement et à la conservation de la caloricité.

IV. — La vie en plein air est l'existence habituelle de tous les mammifères à l'état de nature; elle est celle du cheval lui-même à l'état de domesticité chez beaucoup d'éleveurs français et chez les Arabes ; pourquoi donc faire perdre cette excellente habitude au cheval de troupe, à celui-là précisément qui a le plus besoin de conserver la faculté de supporter les inclémences de l'air des bivouacs ?

V. — Les recherches expérimentales auxquelles nous nous sommes livré, prouvent que, quels que soient l'âge, la constitution, la race, l'état de santé ou de maladie et les habitudes des chevaux, ces solipèdes peuvent supporter sans inconvénient et, au contraire, avec avantage pour leur conservation, la température la plus basse que puisse produire dans les écuries un très-large système d'aération permanente.

VI. — D'une part, d'après les auteurs vétérinaires les plus compétents dans l'espèce, le froid modéré pour le cheval est constitué par une température variant de 0 — 8° à 0 + 6° centigrades; d'une autre part, et comme une expérimentation exécutée par nos soins pendant plusieurs hivers des plus rigoureux, nous a permis de le constater, la température la plus basse qui puisse régner dans une écurie habitée et soumise à la ventilation permanente ne descend que très-rarement au-dessous de zéro, sans jamais être inférieure à 0 — 2° ou 0 — 3° : donc la théorie, l'opinion des auteurs et la pratique s'accordent pour prouver combien sont chimériques les dangers que l'on attribue à l'emploi de l'aération permanente des habitations.

VII. — Indépendamment des raisons théoriques qui ont déterminé l'auteur de ce travail à proposer et à mettre en pratique le système de la rénovation incessante de l'air des écuries, il existe des faits essentiellement pratiques qui ont puissamment contribué à faire adopter ce système de ventilation : ce sont des observations cliniques recueillies sur des chevaux atteints de maladies chroniques de poitrine, et chez lesquels l'affection présentait constamment un paroxysme ou une apyrexie, selon qu'on faisait passer les animaux d'une écurie amplement aérée à une écurie aérée d'une manière insuffisante, et *vice versâ*.

VIII. — Bien que conseillée plus ou moins explicitement par les auteurs vétérinaires, l'aération permanente des écuries est encore proscrite de l'hygiène de la plupart des régiments et des établissements de remonte. Cette proscription tient à deux circonstances : d'abord à l'interprétation dans un sens trop absolu des précautions conseillées par les auteurs vétérinaires contre le refroidissement des écuries et les courants d'air sur le corps des animaux; puis, aux difficultés inhérentes à l'adoption des innovations en général, et notamment de celles qui concernent le cheval de troupe, en raison des intermédiaires par lesquels celles-ci sont obligées de passer pour être soumises à l'approbation du chef de corps.

IX. — Si l'auteur de ce mémoire est parvenu à faire introduire la ventilation permanente des écuries dans l'hygiène du régiment où il était chef du service vétérinaire, il l'a dû : 1° à une convention particulière, par laquelle le chef de corps l'avait autorisé à lui soumettre *directement* toutes les propositions concernant l'hygiène des chevaux; 2° à la précaution d'avoir invoqué, à l'appui de la mesure proposée par lui, l'autorité de la Commission d'hygiène hippique.

Pour mieux assurer l'exécution effective de la mesure dont il s'agit, le vétérinaire du régiment n'a pas hésité à engager sa responsabilité et son intérêt personnel, soit en assumant sur lui les conséquences dont l'adoption de la mesure pouvait être suivie ; soit en s'imposant la mission surérogatoire de visites diurnes et nocturnes dans toutes les écuries du quartier ; soit en bravant le reproche qu'on lui adressait d'adopter et de mettre en usage un moyen hygiénique qu'il n'employait pas autrefois ; soit, enfin, en commençant lui-même par placer brusquement dans les écuries les plus amplement aérées un excellent cheval sur le point de devenir sa propriété, et nullement accoutumé à ce mode d'aération.

X. — Les moyens de ventilation successivement employés au 7e de Lanciers et à la succursale de Mâcon, constituent, croyons-nous, le plus large système d'aération permanente qui ait encore été mis en pratique dans les régiments et dans les dépôts de remonte de France.

Une règle générale de ce mode d'aération est celle-ci :

La moindre ventilation qu'on puisse établir dans les écuries, même pendant les froids les plus rigoureux, doit toujours être obtenue par l'ouverture *permanente* des croisées de deux côtés opposés.

XI. — Au 7e Lanciers, ainsi qu'à la succursale de Mâcon, l'introduction de l'aération permanente des écuries a coïncidé avec une remarquable diminution dans le chiffre des pertes ; c'est pendant la première année de l'emploi de cette nouvelle mesure hygiénique, c'est-à-dire en 1858, que le régiment a obtenu le numéro 1 sur les vingt régiments de cavalerie de ligne, dans leur classement en raison inverse de leurs pertes en chevaux.

XII. — Considéré au point de vue de la conservation et du perfectionnement du cheval de troupe, le système de la rénovation incessante de l'air des habitations offre des avantages d'autant plus réels et d'autant plus précieux pour cet instrument de guerre, qu'il le maintient dans des habitudes qui le rendent toujours apte à supporter, sans inconvénient pour son existence, les variations naturelles et inévitables de l'atmosphère, ainsi que les froids plus ou moins rigoureux des jours et des nuits du bivouac.

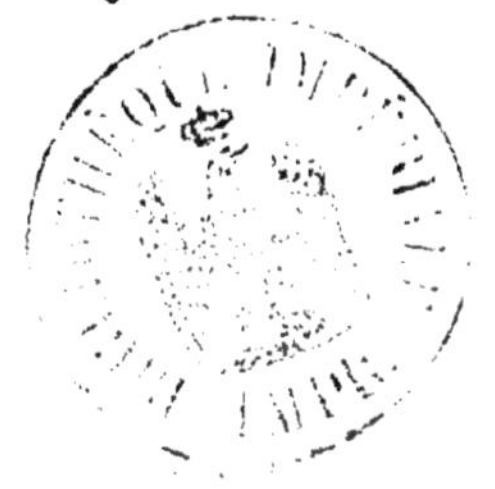

TABLE DES MATIÈRES.

CHAPITRE V.

ARTICLE PREMIER.

ARTICLE II.

CHAPITRE VI.

CHAPITRE VII.

FIN DE LA TABLE.

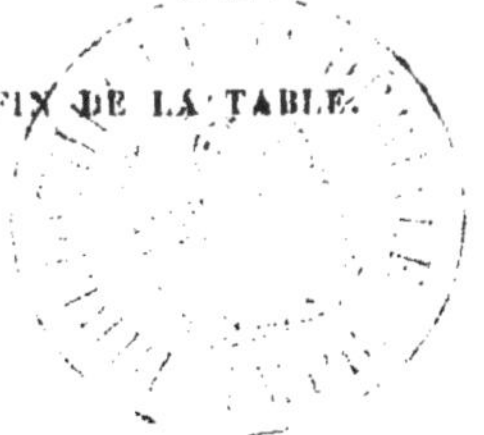

Saint-Germain-en-Laye. — Imp. de H. Picault. (359)

www.ingramcontent.com/pod-product-compliance
Ingram Content Group UK Ltd.
Pitfield, Milton Keynes, MK11 3LW, UK
UKHW020352180726
13839UKWH00003B/1042